人造的蓝色血液
——医学科学99

主　　编　中国科普作家协会少儿专业委员会
执行主编　郑延慧
作　　者　刘正兴　惠洁
插图作者　曹玉军　晓潮　任伍

广西科学技术出版社

图书在版编目（CIP）数据

人造的蓝色血液：医学科学 99/ 刘正兴，惠洁著.
—南宁：广西科学技术出版社，2012.8（2020.6 重印）
（科学系列 99 丛书）
ISBN 978-7-80619-983-1

Ⅰ．①人… Ⅱ．①刘… ②惠… Ⅲ．①医学—青年读物 ②医学—少年读物 Ⅳ．①R-49

中国版本图书馆 CIP 数据核字（2012）第 190638 号

科学系列99丛书
人造的蓝色血液
——医学科学99
RENZAO DE LANSE XUEYE——YIXUE KEXUE 99
刘正兴　惠洁　著

责任编辑　黎志海　　　　　　**责任编辑**　叁壹明道
责任校对　黄健敏　　　　　　**责任印制**　韦文印

出 版 人　卢培钊
出版发行　广西科学技术出版社
　　　　　　（南宁市东葛路 66 号　邮政编码 530023）
印　　刷　永清县晔盛亚胶印有限公司
　　　　　　（永清县工业区大良村西部　邮政编码 065600）
开　　本　700mm×950mm　1/16
印　　张　14
字　　数　180千字
版次印次　2020 年 6 月第 1 版第 4 次
书　　号　ISBN 978-7-80619-983-1
定　　价　28.00 元

本书如有倒装缺页等问题，请与出版社联系调换。

少年科学文库

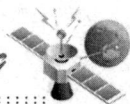

致二十一世纪的主人

钱三强

时代的航船已进入 21 世纪，在这时期，对我们中华民族的前途命运，是个关键的历史时期。现在 10 岁左右的少年儿童，到那时就是驾驭航船的主人，他们肩负着特殊的历史使命。为此，我们现在的成年人都应多为他们着想，为把他们造就成 21 世纪的优秀人才多尽一份心，多出一份力。人才成长，除了主观因素外，在客观上也需要各种物质的和精神的条件，其中，能否源源不断地为他们提供优质图书，对于少年儿童，在某种意义上说，是一个关键性条件。经验告诉人们，往往一本好书可以造就一个人，而一本坏书则可以毁掉一个人。我几乎天天盼着出版界利用社会主义的出版阵地，为我们 21 世纪的主人多出好书。广西科学技术出版社在这方面作出了令人欣喜的贡献。他们特邀我国科普创作界的一批著名科普作家，编辑出版了大型系列化自然科学普及读物——《少年科学文库》。《文库》分"科学知识"、"科技发展史"和"科学文艺"三大类，约计 100 种。《文库》除反映基础学科的知识外，还深入浅出地全面介绍当今世界最新的科学技术成就，充分体现了 20 世纪 90 年代科技发展的前沿水平。现在科普读物已有不少，而《文库》这批读物特具魅力，主要表现在观点新、题材新、角度新和手法新，内容丰富，覆盖面广，插图精美，形式活泼，语言流畅，通俗易懂，富于科学性、可读性、趣味性。因此，说《文库》是开启科技知识宝库的钥匙，缔造 21 世纪人才的摇篮，并不夸张。《文库》将成为中国少年朋友

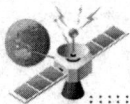

增长知识、发展智慧、促进成才的亲密朋友。

亲爱的少年朋友们,当你们走上工作岗位的时候,呈现在你们面前的将是一个繁花似锦的、具有高度文明的时代,也是科学技术高度发达的崭新时代。现代科学技术发展速度之快,规模之大,对人类社会的生产和生活产生影响之深,都是过去无法比拟的。我们的少年朋友,要想胜任驾驭时代航船,就必须从现在起努力学习科学,增长知识,扩大眼界,认识社会和自然发展的客观规律,为建设有中国特色的社会主义而艰苦奋斗。

我真诚地相信,在这方面《少年科学文库》将会对你们提供十分有益的帮助,同时我衷心地希望,你们一定为当好 21 世纪的主人,知难而进,锲而不舍,从书本、从实践吸取现代科学知识的营养,使自己的视野更开阔、思想更活跃、思维更敏捷,更加聪明能干,将来成长为杰出的人才和科学巨匠,为中华民族的科学技术实现划时代的崛起,为中国迈入世界科技先进强国之林而奋斗。

亲爱的少年朋友,祝愿你们奔向 21 世纪的航程充满闪光的成功之标。

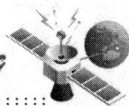

写在前面的话

这本书虽然叫做《医学科学99》，然而实际上绝大部分内容都是关于现代医学的。

原来我们可能以为，医学主要是与生理学相关的，然而从这本书中所介绍的内容看，现代科学技术正在走进医学科学，正在武装、提高和丰富医学科学。超声波、电子集成电路、现代高分子化学、细胞组织培养，特别是基因工程和生物工程，给医学开拓了十分广阔的领域，使我们看到人类的健康将越来越得到保障的前景。

人类的医学发展到今天，已有好几千年的历史了。从医学历史的长河中，我们看到许多医学家、细菌学家、化学家、物理学家、电子工程学家，许许多多的科学家，为改进和发展医学作出了艰苦的努力，他们的精神值得我们敬仰，特别是他们的科学精神和科学方法，很值得我们学习。科学家们有一个新的设想、新的发现和新的创造时，一般都是先通过在动物身上进行实验以后才推广到临床应用，然而有的科学家为了寻找出病原或试验一种新药的疗效，实验是在自己的身上或自己亲人的身上进行的，他们献身科学的精神更是值得我们很好学习。

人类是在创新中不断取得进步的，医学的发展和进步当然也是由于创新精神不断地攻克了一个又一个堡垒而取得的战果。进入21世纪的医学，当然也不会终止它的创新，而且可以肯定会有更多的创新。在这本书中，我们用了较多的篇目介绍医学界正在计划攻克的一个又一个医学难题，我们在受到这些美好设想的鼓舞之余，真诚地希望，在我们的

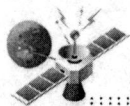

读者当中，将来也会有人站在医学科学研究的前沿，实现伟大的医学方面的创新。

创新是一个民族不断进步的动力，生活在 21 世纪的青少年，怎能不在创新精神的鼓舞下，大有作为，立志大展宏图呢？

通过这本书，也寄托了我们对广大青少年读者的殷切期望！

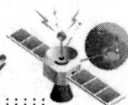

目　录

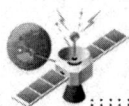

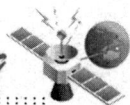

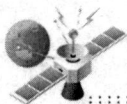

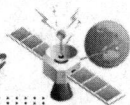

1 女奴舍命救夫人

17世纪，西班牙伯爵杜瓦兹带着妻子一起来到南美洲秘鲁的首都利马，担任新总督。

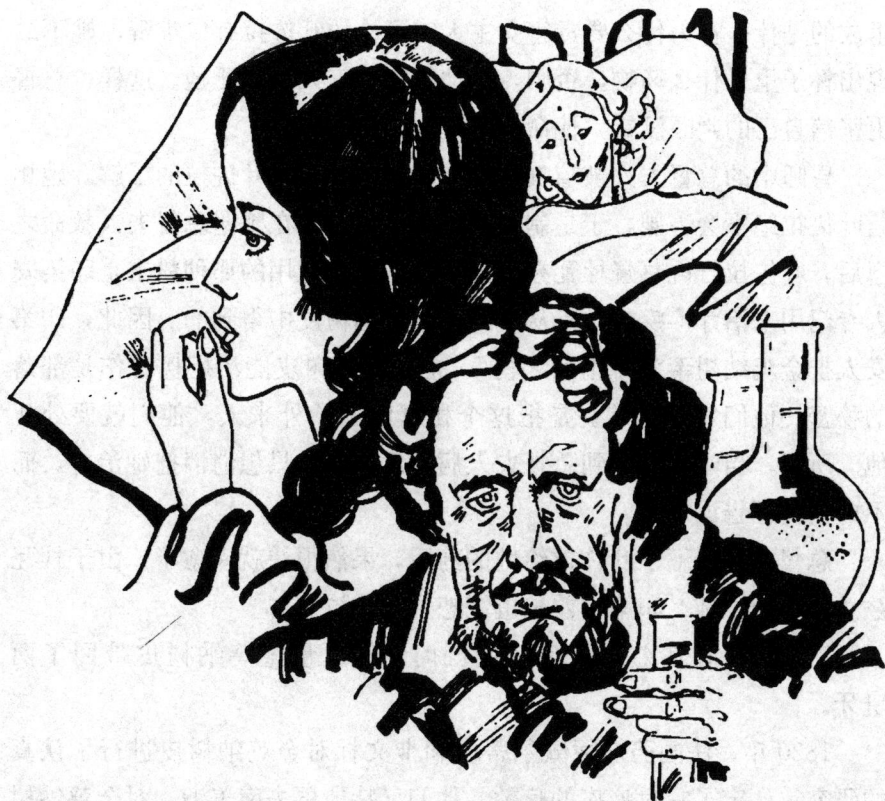

女奴给夫人喝的是治病的药

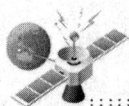

当时，那里只是一片还没有开发的土地，野草荒坡，蚊子特别多，白天都会叮人，疟疾也时常发生。

不久，因为蚊子的叮咬，总督夫人不幸也患上了疟疾。当时还没有治疟疾的药物，眼看着夫人的病情一天天加重，总督杜瓦兹焦虑万分，又束手无策。女仆印第安姑娘叶佐拉，看着女主人被疟疾折磨的痛苦神情，想到女主人平日里对仆人们的关心和一视同仁的态度，善良的叶佐拉决定冒生命危险治好她的病。

就在叶佐拉拿出一小包粉末，倒在杯子里，准备给总督夫人治病时，杜瓦兹总督正好走过，看到杯子里的粉末和叶佐拉遮遮掩掩的神情，就认定她想谋害夫人。于是他一把抓住叶佐拉，厉声责问她：杯子里放的是什么？为什么要毒害女主人？可怜的叶佐拉有口难辩，她不敢说出杯子里是什么药物，否则，当地的印第安人会杀死她。这样，总督更坚信自己的判断没错，他命令烧死叶佐拉。

昏睡中的总督夫人被喧嚷声吵醒，出于平日对叶佐拉的了解，她相信叶佐拉绝不会害她，于是制止了总督的决定。在感谢总督夫人救命之恩后，叶佐拉告诉总督杜瓦兹，她准备给夫人服用的那种粉末是印第安人专门用来治疗疟疾的，是从当地的金鸡纳树皮中得到的。因此，印第安人把金鸡纳树奉为"生命之树"，把金鸡纳树皮能治疟疾看作是部落的秘密。他们发誓，谁要是把这个秘密泄露给外来人，他们就要处死他。所以，当叶佐拉看到总督夫人病情危急时，只想悄悄把她治好，而不敢把真相告诉总督。

总督夫人服下了叶佐拉给她的药后，果然很快就痊愈了。由于杜瓦兹总督出面说情，印第安酋长也饶恕了叶佐拉。

后来，当杜瓦兹总督离任回国时，把大量金鸡纳树皮带回了西班牙。

1820年，法国药剂师佩尔蒂埃和卡文杜对金鸡纳树皮进行了认真的研究，认定了它对疟疾的疗效。他们又特地再去南美洲，对金鸡纳树做了一番观察，并运用化学方法从金鸡纳树皮中提取了金鸡纳碱，它后

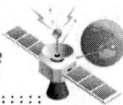

来被称作"奎宁"。"奎宁"（Kina）是秘鲁语对金鸡纳树皮的称呼。

1836年，法国殖民主义者南下征服阿尔及利亚，去那里的战士有很多也感染了疟疾。有位军医极力劝说同行们放弃以前使用的限制饮食和放血等治疟疾的古老办法，改为采取服用奎宁的新疗法。虽然一开始很少有人采纳他的建议，可是当患者服用奎宁取得明显的疗效后，无论是医生还是病人，大家都对奎宁能治疗疟疾深信不疑了。

随着医学上的需要，天然的金鸡纳树皮再也不能保证供应了，大家希望能有一种人工合成的药物治疗疟疾。1944年，药物化学家终于人工合成了氯奎，替代了奎宁。随着生物遗传工程技术的飞速发展，科学家正在研究疟疾疫苗，成功的日子已为期不远了。

2　奎尼丁成为强心药物

从金鸡纳树皮中提取治疗疟疾的药物奎宁的同时，人们还得到一种白色结晶物。它也具有和奎宁相似的作用，能够解热，可以用来治疗疟疾。它叫奎尼丁。

1912年的一天，一位商人请荷兰医生温克巴哈看病。病人诉说，他的心脏有时跳动极快，而且成为一种不规则的颤动，很难受。温克巴哈医生诊断，病人得的是一种叫做"心房纤维性颤动"的心脏病，便对病人说："先生，请原谅，我不能对你的病有什么帮助，因为我不是心脏病医生，我也没有治疗这种病的药。"

不料病人反而向医生建议说："大夫，不瞒您说，有一次我心房颤动发作，实在没办法了，我就服了一点奎尼丁，不料心房颤动就缓解了，而且心跳也渐渐转为正常了。"

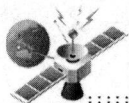

温克巴哈医生听了，惊讶地反问病人："奎尼丁是用来治疗疟疾的药，怎么能用来治心房颤动呢？"

病人却很自信地回答："当我心房颤动时，服了奎尼丁后确实感觉很好。请问您有这种药吗？"

温克巴哈医生半信半疑地回答："这种药我倒是有，不过我希望在您发病的时候当场给您服用，这样我可以检验一下这种药对心房颤动是否确有疗效。万一有什么意外，我也可以尽量设法给您帮助。"

病人接受了温克巴哈医生的建议。后来，他的心房颤动又发作了，温克巴哈医生很小心地给病人服用了奎尼丁。果然，病人服药后不久，他的心脏跳动就渐渐恢复正常了。

奎尼丁可以用来治疗心房颤动的功能就这样被发现了。

这个通过在自己的实践中偶然得到的重要发现，被温克巴哈医生抓住并且加以验证，又经过更多的临床实践，证实奎尼丁确实对心肌功能有抑制作用，故而可以用来控制心房纤维颤动等心律失常。1914 年，温克巴哈医生写出了他怎样发现并将奎尼丁用于治疗心房纤维性颤动的经过。从此，奎尼丁的药用功能由主要治疗疟疾转为治疗心房纤维性颤动了。直到现在，奎尼丁仍被列为治疗心房纤维性颤动的药物之一，不过大夫们往往更趋向于采用药性更平稳、更持久的洋地黄强心药物。

3 李时珍与《本草纲目》

明正德十三年（公元 1518 年），李时珍生于蕲州（今湖北省蕲春县）的一个医学世家。父亲医术高明、遐迩闻名，曾著有《医学八脉法》《四诊发明》等医学专著。

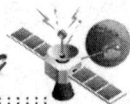

李时珍从小受家庭的熏陶，对中医和中药有着非常浓厚的兴趣，十几岁时就粗通医道。可是在当时的社会里，医生的职业被看成是"贱业"，从医被人看不起。所以父亲无论如何不让儿子学医，并督促李时珍好好读书，一心想要他考取功名，求个一官半职，好光宗耀祖。父命不敢违，李时珍潜心攻读，14 岁时就考中了秀才。后来他连续三次进省考举人，却都不第而归。于是，他下决心不再应考，父亲见此也无可奈何，只得同意让他学医。

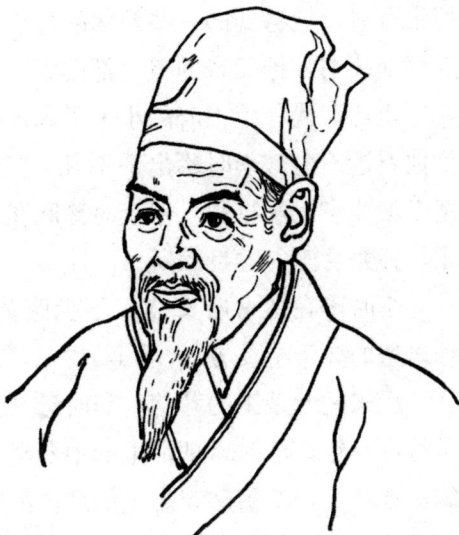

李时珍

在行医的过程中，李时珍看了许多本草书（古时候，中药叫"本草"，本草书就是记载中药的书籍），发觉这些书中有许多错误的记载。如有的本草书上说，柴胡和麦冬可以润肺，治寒热，可是当李时珍用这两味药治疗咳嗽发热的病人时，却全然无效。还是父亲后来为他开的黄芩，才将这些病人治好。黄芩为什么能治发热咳嗽？许多药书对这一点却都没有提到。有的本草书中记载的品种不全，许多药物没有收载，一些民间常用的而且行之有效的药物都遗漏了；有的本草书分类杂乱，体系不清，亟须整理；有的本草书叙述有误，甚至因此而使病人被毒死。因此，李时珍决心修订本草书。

但是，修订本草书谈何容易，需要有大量的人力和财力。以前的本草书都是朝廷主持修改的，花上几十年的时间，动员大量有学问的医家，利用皇家及一些地方上的大量医药书籍，才能把本草书修订、编写出来。

困难吓不倒李时珍，他重编本草书的决心已定。于是，他开始自己

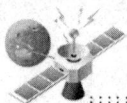

搜集资料，把遇到的一些药物的特点、功效等都一一记录下来。他更加发愤地读书，把父亲的藏书都读完了，又到乡绅、贵族豪门家借阅。

正巧，武昌楚王府的小王子病了，楚王闻知李时珍医术高明，派人把他召进王府。李时珍出手不凡，三副药就把小王子的气厥病治好了。楚王怕儿子的病再犯，留李时珍耽在王府，任他为掌管祭祀礼节的奉祀正，并兼管王府的良医所。

李时珍在楚王府又读了不少医药书籍，如陶弘景的《名医别录》，孙思邈的《千金要方》《千金翼方》，朱丹溪的《本草衍义补遗》等。

后来凭着楚王的荐信，李时珍又到北京太医院行医。在太医院行医了将近一年，李时珍把那里的中药藏书都研究完了。李时珍一心想重新编写本草书，便借父亲病重的理由辞官回到了家乡。

从1552年起到1578年，前后整整26年，李时珍把上千万字的札记材料和原始记录整理、编写，三易其稿，终于完成了皇皇巨著——《本草纲目》。《本草纲目》共190万字，52卷，16部，60类，详细介绍了1892种药物，书中附有药图1000多幅，药方1万余副。

直到今天，《本草纲目》在国内外仍然经常应用，在医学界享有盛誉。

4　张仲景与坐堂医

在中药店里，我们经常看到一些具有丰富经验的老中医在为人们看病，大家习惯地称他们为坐堂医。

说起坐堂医这一名称的来历，还跟一代名医张仲景有关呢。

张仲景，名机，南阳郡（现在河南省南阳市）人。汉灵帝时（公元

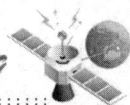

168—189 年）考中了举人，做过长沙太守，所以也有人称他为张长沙。东汉末年，连年征战，天下离乱，疫病蔓延，华夏百姓死伤过半。张仲景的家族中本来共有 200 多人，在不到 10 年的时间里，就死去三分之二。张仲景看到腐朽的政治给人们带来的痛苦，决心抛弃仕途，发奋钻研医学，他拜了行医的同族叔叔为师。由于勤奋刻苦，没有几年张仲景就取得了卓越成就。当时的人们都说，张仲景的学识和经验都已经超过了他的老师。根据史书的记载，张仲景曾经给当时著名的文学家王粲看过病。望闻问切四诊过后，张仲景断言王粲已身患重病，如果不及早服

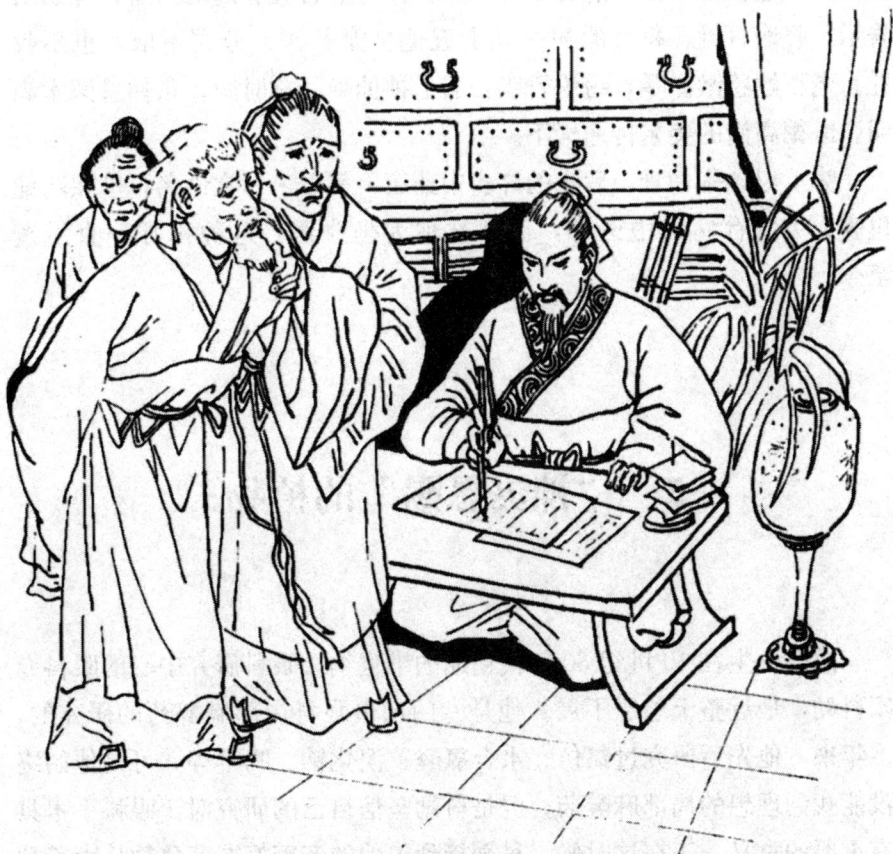

张仲景坐堂给百姓看病

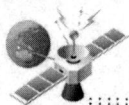

用五石汤，40岁以后眉毛将落尽，眉落半年后必死。那时王粲年轻气盛，自以为吃得下睡得着，不至于如此严重，所以根本听不进张仲景的良言忠告。后来王粲果真在40岁时落眉而亡。这段记载说明张仲景的医术是相当高明的。

张仲景还写下了许多医著，如《伤寒杂病论》《疗妇人方》《五脏论》《口齿论》等，可惜留传于世的只有《伤寒杂病论》。

相传，在张仲景担任长沙太守期间，老百姓知道他医术高明，而且关心人民的生死疾苦，于是求他治病的人终日络绎不绝。为了方便老百姓看病，他就在自己的府邸专辟一室，作为老百姓看病的诊所，并贴出告示，晓谕百姓，每月的初一和十五他坐堂行医，分文不取，也不收礼。老百姓感激涕零，纷纷赞叹：遇上神仙啦。一时间，张仲景医术高明、医德高尚的美名传遍天下。

为了纪念张仲景，后来的许多中药店，都以××堂命名；坐在药铺里为人免费看病的中医师，也都被称为坐堂医。这种称呼一直沿袭至今。

5　"神灵恩赐"的植物

故事发生在19世纪80年代初期的维也纳。眼科研究中心的眼科专家科勒，最近整天愁眉不展。他是专门从事眼科局部麻醉药的研究的，多年来，他先后研究过氯仿、水合氯醛、溴化钠、吗啡等，可是他始终没能找到理想的局部麻醉药，但是科勒坚信自己的研究对于眼科手术具有重要的意义。正在这时候，科勒接到了他的亲密好友弗鲁德从南美洲寄来的信。弗鲁德在信中邀科勒到南美洲去，说他在那儿正在研究一种

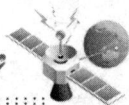

叫古柯碱的药物，他还特地提醒科勒："你可要注意古柯碱的局部麻醉性能。"

科勒见信后立刻决定要去一趟。1884年的早春，科勒携妻来到了南美洲。一路上他们也参观了当地印第安人的原始部落，领略了异国的古朴民风，饱览了亚马逊河流域的美丽风光，可是科勒的心早已飞到了弗鲁德的实验室里。

南美洲的玻利维亚、哥伦比亚、智利、秘鲁等国，遍地生长着一种灌木——古柯树。这是一种神奇的植物，当地的印第安人一天劳动下来，都喜欢咀嚼古柯树叶，说这样能消除疲劳。长期以来，这种植物被蒙着一层浓厚的宗教色彩，当时的西班牙殖民者誉之为"神灵恩赐"的植物。

好几代科学家都曾致力于对古柯碱的研究。1860年，古柯碱的纯净晶体被首次分离，它就是后来名叫可卡因的药物。在随后的20多年中，科学家们一直在研究可卡因到底具有什么生理活性。

弗鲁德在研究中已经发现可卡因有新的用途，在进一步的研究中，他多么希望得到科勒的帮助。科勒到了那儿，立刻投入工作。

有一次，科勒取了很少的一点可卡因粉末放在舌尖，发觉味苦，过了一会儿，舌部完全麻木了。科勒突然醒悟到：这可能就是弗鲁德曾经提醒自己注意的"局部麻醉"作用吧。于是，科勒决定回到自己的实验室，对这种具有奇特性能的物质做进一步研究。科勒再次漂洋过海，回到维也纳眼科研究中心。他致力研究的目的，当然首先是为眼科手术找到一种良好的局部麻醉药。

在实验室里，科勒将可卡因溶解，取溶液滴入蛙眼，然后用针触及蛙眼。起初，青蛙角膜还有反射作用，可是几分钟后，任凭怎样触摸甚至伤害蛙眼，丝毫不见反射作用。而对另一只没有滴入可卡因药液的蛙眼进行试验，发现哪怕是极轻微的触摸，也会使角膜产生正常的反射作用。接着科勒又用同样的方法对兔子、狗进行了试验，也获得了同样结果。最后，科勒还用他自己和助手的眼睛试了试，结果也是一样。这一

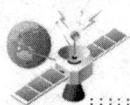

切表明，可卡因确实具有麻醉作用。

试验成功了，做眼科手术时需要的麻醉药物终于找到了。大家高兴极了，助手们把科勒抛向空中。

后来，可卡因又被进一步用于耳鼻喉科麻醉。但是由于进一步的研究发现，可卡因会对人产生一种非常顽固而持久的毒瘾，所以现在临床已尽量避免使用。一些毒品贩子，利用注射可卡因后会产生欣快感和幻觉的作用，在全世界推销，给人类带来巨大灾害。一场禁止吸毒贩毒的行动在世界各地方兴未艾。

6 凡士林来自石油矿井

美洲蕴藏着丰富的石油，当然它们也很早就被当地的印第安人所发现。最早，印第安人是将这种从地底下冒出的黑糊糊的油作药用的。1855 年前后，美国药剂师基尔在打盐井的时候打出了石油。当他得知当地印第安人将这种东西当作药用的时候，便也利用它来当药卖。基尔给这种药取名"基尔岩石油"，号称可以"医治百病"，没想到竟然颇为畅销。自此，石油的名称也广为流传，引起更多人对它的注意和进一步的开发利用。

有记载说，基尔在将打出的石油当药卖的过程中，也成为早期的石油炼制者，同时他还出售炼制出来的可以用来点灯的煤油。

1859 年，美国的宾夕法尼亚州正式打出了油井，这个新鲜事物引起另一位年轻药剂师的注意，他叫切斯博罗。怀着强烈的好奇心，他来到油井参观。在参观中，切斯博罗注意到采油工常在油井旁不断地清除粘在抽油杆上的一层浆糊状的东西。他问那是什么，采油工解释说是结

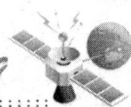

在抽油杆上的蜡，要是不将它及时清除，就会影响抽油杆的上下抽动，所以这东西很讨厌。

但是切斯博罗还注意到，采油工虽说很讨厌粘结在杆上的蜡，但是清除下来以后，又舍不得将它们丢弃，而是小心地收集起来。切斯博罗问这是为什么，工人说，有时关节痛什么的，将它化开敷上去，有止痛作用。切斯博罗本人就是药剂师，又听说过当地印第安人和美国药剂师基尔用石油作药的事，出于一种职业的敏感，他也收集了一些从抽油杆上刮下来的蜡。他把蜡带回家后，从药物的角度做了不少研究，设法将其提炼净化。这一年，切斯博罗才22岁。

在那个时期，人们用的药膏都是用动物油脂（如牛油、猪油）或植物油脂（如棕榈油）调制的，时间一长，它们就会变质，发出难闻的臭味。切斯博罗认为，这种经过提炼精制的杆蜡，在性质上和动物油脂或植物油脂都很相似，用它来调制药膏，就不会变质了。经过11年的研制，又通过在自己割伤、灼伤的伤口上反复试用，并取得了良好的疗效后，直到1870年，切斯博罗才敢于将自己研制的成果推向社会。他建立了第一家专门用石油杆蜡炼制油膏的工厂。这种油膏就是我们现在称之为"凡士林"的东西，现代的各种药膏以及很多化妆品中，都少不了要用到它。而那种从抽油杆上刮下来的杆蜡，也有了专门的名字——石蜡。

从此凡士林在全世界得到推广应用，它的用途据说已有几千种。至于切斯博罗，对自己创造的凡士林更是情有独钟，他于1933年逝世，享年96岁。他介绍自己的长寿经验时说，这全是得益于凡士林，因为他如果感到有什么不舒服，马上就从头到脚在全身都涂上凡士林。

还有一个关于凡士林的秘密。1988年3月21日，首都青年北京蜂王浆游泳代表队的三位女运动员在海中游了8小时59分，成功地渡过了位于雷州半岛和海南岛之间的琼州海峡，游程24.9千米。她们怎么会有这么大的耐力在咸海水中泡了将近9个小时呢？原来她们的全身都涂了一层凡士林，凡士林使她们的皮肤多了一层保护膜，所以能够长时

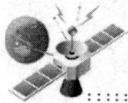

间泡在咸咸的海水中。

没有想到吧，日常外用药中常用到的凡士林，它竟来自于石油矿井！

7　第606次实验的成功

首先创造出用化学药品去杀死人体中的细菌和其他微生物的人，是德国的细菌学家和免疫学家埃尔利希。埃尔利希诞生于1854年，在莱比锡大学获医学博士学位，是一位思想很活跃、对新生事物很敏感的科学家。

当时的医学界，已经认识到疾病是由于细菌侵入人体引起的，特别是德国的乡村医生科赫发明了固体培养法而发现结核病是由于结核杆菌引起的，更证实了这一点。而同时在化学界，年轻的帕金用化学方法制造出著名的苯胺紫染料以后，德国的染料工业也出现很兴旺的态势。在这样的环境里工作和研究的埃尔利希，也将染料引进医学生理学的研究中，研究出用染料给人体中的各种活体组织加以染色，观察这些染料怎样在活体中运行。

埃尔利希想到，既然某些染料能够在活的机体中运行，有选择地给细菌和原生动物染色，那么，是不是可以找到某种单为寄生物所吸收的物质，从而利用它来杀死进入人体内的某种病菌而不损伤它们的宿主呢？用埃尔利希当时的豪言壮语来说就是："我们必须学会用魔弹打微生物。"他的意思是，要找到某种化学药品，就像子弹一般，在人体内专门瞄准了有害的微生物而加以消灭，却使活的机体不受损伤。当时，他的这种想法被很多医学家和化学家耻笑和嘲讽。事实上，埃尔利希为

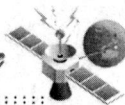

了实现寻找魔弹治病的理想，实验了无数次，坚持了几十年，却终未获得预期的结果。

1904年，喜爱阅读的埃尔利希从一本杂志上看到一篇文章，文中介绍说，有人发明了一种邪药，它叫"阿托西耳"。使用这种药几乎治好了患昏睡病的老鼠，然而将它应用于患昏睡病的非洲黑人时，却使他们的视力受到伤害，在没有死于昏睡病之前先瞎了眼睛，而且最后还是死于昏睡病。化学家们认为，这种阿托西耳本身就是一种含砷的化合物，而砷是众所周知的有毒的元素，怎么可以用它去治病呢？不过埃尔利希却从此事受到了一些启发。他认为昏睡病是由于感染了锥虫引起的，无疑，砷是有毒的，但能否将这种砷化合物改造一下，使它对人的毒性减小，而仍保持可以杀死锥虫的特性呢？

当然很多化学家不相信埃尔利希的这个想法可以变成现实，而埃尔利希则认为，不妨做一些实验，哪怕是100次，1000次，再下结论。

于是埃尔利希就在他的实验室中和他的助手们开始了艰苦的努力，要找出能杀死锥虫而又能保证病人能恢复健康的"魔弹"。

每次实验，埃尔利希都亲自观察，实验过的药品都作了编号，进行了登记，1，2，3，…，101，102，103……当试验到编号为418号的药品时，终于显示出它对杀灭锥虫有较好的效果，但接受这种药物治疗的实验鼠却出现了狂跳症状而死亡。

实验的进展显现出一点希望，然而化学家们仍然不相信，他们认为这种本来是杀人的毒药，现在却希望能从中研制出治病救人的药物来，真是太难以想象了。但是埃尔利希并没有丧失他的信心和停止追求，仍旧日以继夜地在实验室中观察。甚至到了编号为第591号的药物时，仍旧无情地出现了失败的结果，然而，埃尔利希仍在坚持。他的坚毅使和他一起工作的助手们都感到惊奇和钦佩。

实验坚持做到了1909年，埃尔利希已经54岁，终于在编号为第606号的药物中出现了奇迹。这种药物达到了既能杀死老鼠体内的锥虫，而又不至于使病人产生眼盲症或跳跃症副作用的目的。埃尔利希给

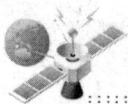

这种药物取名"洒尔沸散"，意思是安全的砷剂。后来人们干脆将这种药取名为606，反而更好记，更有纪念意义。

1910年，埃尔利希正式宣布他发明了"606"药物，商品名叫砷凡纳明，这种药物使无数患昏睡病的非洲人从疾病的困扰中解救出来。

当时世界上还流行着一种叫"梅毒"的疾病，它不但传染给成年的男人和女人，还传染给刚出生的婴儿。梅毒是由一种叫"梅毒螺旋体"的微生物传染的，埃尔利希想，606既然可以杀死锥虫，是不是对杀死梅毒螺旋体也有效呢？经过反复的实验，发现这种药物对治疗梅毒果然有效。606解除了好些梅毒患者的痛苦。

埃尔利希被医学界誉为是采用化学药品治疗疾病的先驱者。

1908年，埃尔利希和另一位研究免疫法的俄国生物学家梅契尼科夫，共同获得诺贝尔生理学和医学奖。

8 橘红色染料和磺胺药的发明

埃尔利希历经千辛万苦，直到第606次实验，才找到治疗昏睡病和梅毒的有效药品"606"的事迹，使德国同时代的另一位病理学家、细菌学家多马克深受启发和鼓舞，他认为还可以从化学药品着手研究，找到更多的可置细菌于死地的新药。

多马克，德国人，1895年诞生，他在获得医学博士学位后，1927年应聘在一家染料公司的实验病理学和细菌学实验室任主任。实验病理学和细菌学的研究为什么会设在一家染料公司呢？这正是受埃尔利希从研究染料开始而后找到"606"药物的影响。染料厂的老板和研究药物的学者，都希望能再从染料中开发出能治疗其他由细菌引起的疾病的新

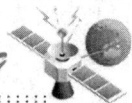

药。再有，埃尔利希的"606"是从研究有毒的砷化合物开发出来的，因此，学者们也再从有毒性的化学物品中去寻找能使细菌致死的药物。

多马克进行的就是在这两点启发下展开的研究，他也对一些化学染料类的化合物进行了多次观察和实验。开始时都是在试管中观察这种或那种化合物是否对某种细菌有杀灭作用，都没有获得效果。多马克意识到仅仅在试管中进行实验是不够的，化学物品究竟对细菌能不能产生杀死的作用，还应该在动物身上进行实验，才能观察到实际的效果。于是改进为用感染了疾病的小白鼠来实验药物的功效。然而，一次又一次的实验，多马克和他的助手先后合成了1000多种化合物，不厌其烦地挨个儿进行实验、对比，都未见到成效。

极有毅力的多马克一点也不灰心，坚持实验。1932年圣诞节，多马克发现了一个奇迹：他将一种在试管的实验中并没有发现有杀菌作用的橘红色染料，给受链球菌感染的小白鼠注射，清楚地看到这种化合物发挥了作用，受感染的小白鼠逐渐康复了，而且康复以后，它的身体各方面表现得很健康，说明这种足以使病菌致死的化学物品并没有损伤小白鼠的机体。

这真是一个令人兴奋的发现，也是多马克的发明。不过他很慎重，只是为这种有橘红色染色作用的化合物申请了专利，称它为一种"杀菌剂"。多马克准备再做进一步的研究和临床实验。

正在这时，多马克的独生女儿的手指因划破而感染了，手指肿胀疼痛，全身发热，虽然请了名医，用了各种良药，都未见好转，女儿的病情反而一天比一天加重，发展为败血症了。多马克心急如焚，究竟是什么样的病菌这样折磨自己的女儿呢？多马克从女儿伤口的渗出液和血液中取出一滴，放在显微镜下观察，发现显微镜下呈现出的是密密麻麻的链球菌。这时多马克突然想到，在圣诞节那天治好了小白鼠的橘红色化合物，不正杀死了小白鼠体内的链球菌吗？对，何不就用这种化合物来试一试治女儿的病呢？

在其他办法用尽之后也只有选择这个办法了，多马克决心试一试。

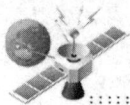

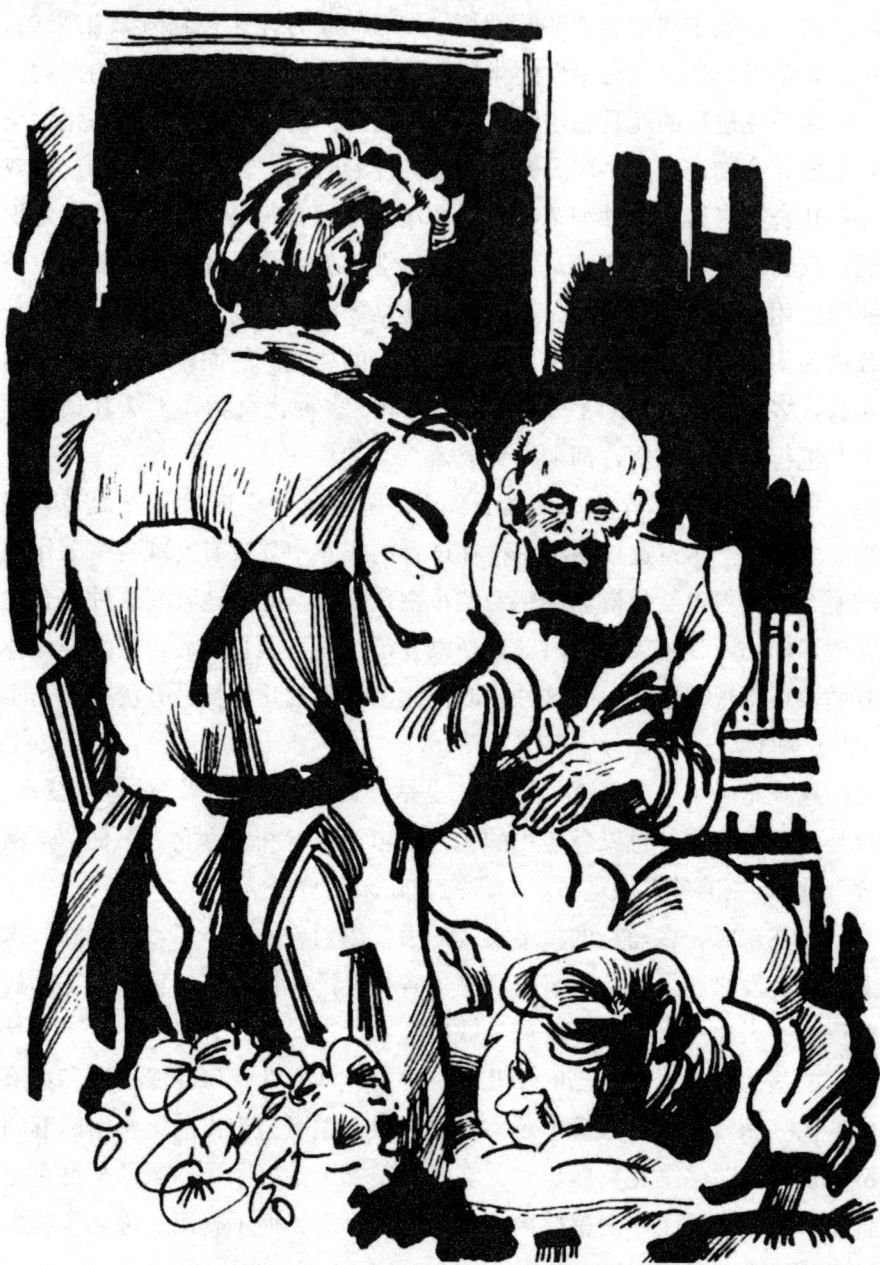

从橘红色染料中制取出的药物救了病危的女儿

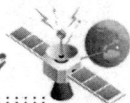

他给女儿注射了一针这种橘红色的化合物，怀着忐忑不安的心情关注着女儿病情的变化。朦胧中多马克似乎听到妻子在抱怨自己，说他试验的药物结果将细菌和女儿一起杀死了……

恍惚中的多马克突然听到女儿叫爸爸的声音，原来她已经感到好多了。很快地女儿就痊愈了，而且没有出现药物的副作用。多马克激动极了，没想到实验中发现的这种橘红色的化合物竟是一种可以起死回生、战胜链球菌败血症的良药！而自己的女儿，正是第一位用这种药治愈的受试者。

1935年2月，多马克总结了自己发明的药物，取名为"百浪多息"，还在《德国医学》杂志上发表了论文《细菌感染的化学治疗》。"百浪多息"轰动了全世界，使本来令人束手无策的受链球菌感染引起的败血症死亡率降低到15%。

现在让我们回过头来说一说多马克用来实验、开发的那种橘红色的化合物究竟是什么。原来它只是一种用来染毛织品的橘红色染料，毛织品一经染上这种染料，可以经洗晒而不褪色，而且这种染料早在1908年就已经人工合成了。如果不是得到多马克的开发，这种化合物能治疗和挽救垂危病人的重要作用，恐怕还被埋没着哩！

再要说明一点的是：为什么多马克开始用试管做杀菌实验时未能获得疗效呢？这个问题虽然是多马克一直在思考的，而谜底却是法国巴斯德研究所揭开的。原来，"百浪多息"进入人体以后，经过体内的代谢作用转化为磺胺，正是磺胺起着抑制细菌生长繁殖的作用。药物的机理搞清楚了，它激发更多的人研制出各种磺胺药物。

在今天，我们对于磺胺这类药物已经不陌生了，让我们记住，它们是杀菌化学药物，杀菌的功效与抗菌素发挥的作用不同。

至于多马克，由于他对"百浪多息"的发明和在药物学方面的其他贡献，于1939年获诺贝尔生理学和医学奖。

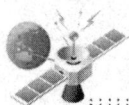

9 葡萄球菌消亡在青霉周围

　　1928 年秋天，英国微生物学家弗莱明在伦敦大学圣玛丽医学院任细菌学讲师。一天，当他对葡萄球菌进行研究时，突然发现在用作培养葡萄球菌的琼脂上长了一些青绿色的霉毛，显然有杂菌生长。这种现象可以说毫不足奇，以前也有过类似的情况，一般将它倒掉就可以了。可是细心的弗莱明却没有这样轻率处理，他发现在青绿色霉毛周围的葡萄球菌被溶解了。葡萄球菌在营养丰富的培养基上本应很好繁殖的，为什么出现了这么一些毛茸茸的霉菌以后，它们就溶解消失了呢？难道这毛茸茸的霉菌有抑制葡萄球菌繁殖，并使之消亡的作用？弗莱明一直在寻找能克服葡萄球菌这类致病病菌的药物，这一偶然发现，使弗莱明兴奋不已。他取下那种霉菌，立即进行培养。然后，他将这种霉菌的培养液滴入长满葡萄球菌的琼脂上，几小时后，只见琼脂上的葡萄球菌全部消亡。他又把这种霉菌培养液稀释到 800 倍使用，效果依然很明显。后来的实验进一步表明，它对许多种细菌都有明显的抑制和杀灭作用，而且它对实验动物无毒，是一种安全有效的杀菌剂。

　　因为这种霉菌液是从长满青色茸毛的霉菌中提炼出来的，所以弗莱明就叫它青霉素。

　　1929 年，弗莱明将青霉素的研究成果发表在英国皇家《实验病理》学刊上，不过并没有立刻引起有识之士的重视。9 年后，牛津大学生物化学家弗洛里和钱恩发现了弗莱明的论文报告，立刻对青霉素的发现表现出极大兴趣，也开始研究青霉素。他俩还进行了分工，钱恩负责青霉素的培养、分离和提纯，弗洛里负责动物实验。通过大量的工作，他们

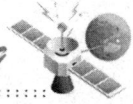

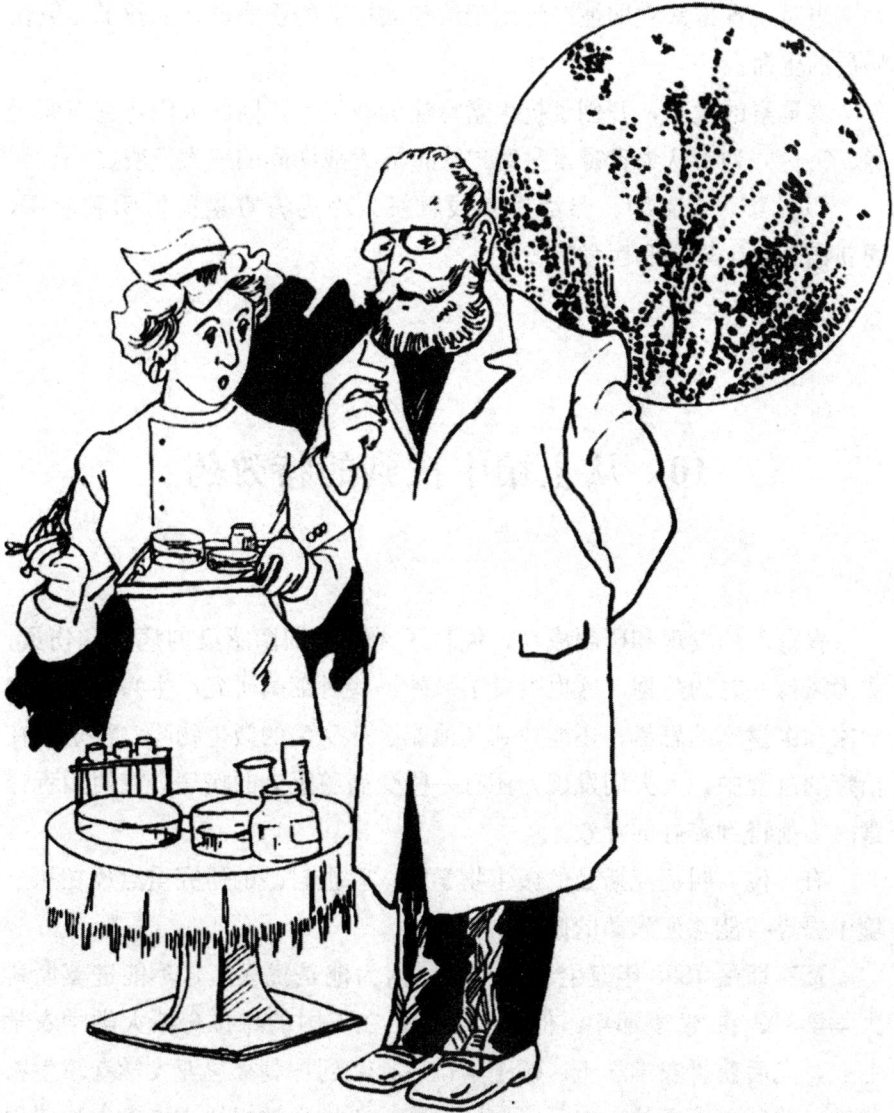

弗莱明注意到葡萄球菌消亡在青霉的周围

得到了一种棕黄色的粉末，这就是纯净的青霉素。它的药效极高，将它稀释到50万倍后，仍能有效地杀灭细菌。1941年，弗洛里与钱恩第一次将青霉素用于临床实验，获得了成功。

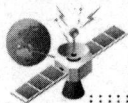

当时，青霉素立即被广泛用于治疗战场上的伤病员，挽救了无数伤病员的生命。

青霉素的发明，开创了抗生素疗法的新纪元，因此人们将它与原子弹、雷达并列，认为青霉素是第二次世界大战期间的三大发明之一。

1945年，弗莱明、弗洛里和钱恩三人因为青霉素的发明和应用，同获诺贝尔生理学和医学奖。

10　从土壤中找到的特效药

青霉素的发现和研制成功，挽救了无数受细菌感染的病人和伤员，成为风行一时的药物。这也引发了另外一些对细菌研究产生兴趣的生物学家和医学家的思考，还能找到其他能杀死病菌的微生物吗？特别是在治疗的过程中，大夫们发现，还有一些受病菌感染的疾病，在使用青霉素时未能得到较好的疗效。

有一位名叫瓦克斯曼的微生物学家，就把自己的研究重点放在从土壤中去寻找能杀死病菌的微生物。

瓦克斯曼1888年诞生于乌克兰，因为他是犹太人，不能进莫斯科大学学习。在22岁那年，他到了美国，在美国的特拉哥斯大学学农学专业，先后获得农学学士、硕士学位后，又到加利福尼亚大学专攻生物化学，并获博士学位。然后，他回到特拉哥斯大学担任土壤微生物课程的讲师、教授。瓦克斯曼在教学和研究中发现，土壤中生活着许多种微生物，于是心中萌发了一个想法——在这许多微生物当中，还有没有其他像青霉菌那样能杀死致病菌的细菌呢？他开始了有目的的寻找。

当然，幸运的是，瓦克斯曼已经可以从前人的研究中获得经验，不

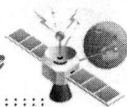

必像以前的科赫那样寻找可以单株培养微生物的固体培养法，也不像弗莱明那样第一次从发现青霉菌对葡萄球菌有抑制功能那样偶然。瓦克斯曼在前人研究微生物方法的基础上，对土壤中的微生物进行单株培养，仔细地进行着观察和筛选。经过一次次地筛选，瓦克斯曼终于发现，土壤中有一种放射线菌——一种像细菌的链丝状微生物，它不仅可以杀死青霉素所能杀死的细菌，还可以杀死某些青霉素不能杀死的细菌，比如使人得肺病的结核杆菌。

瓦克斯曼认为，这正是他在孜孜以求的、不至于使患者中毒，不伤害有机体组织，而对病原微生物具有杀伤作用的微生物。1940 年，瓦克斯曼和他的助手从大量的土壤微生物中，终于分离出了具有这种优良属性的链丝菌株。经过培养，他们又从链丝菌中分离出一种完全符合他的愿望的细菌丝，并且发现这种细菌丝确实具有抑制结核杆菌生存的杀菌作用。

1944 年，瓦克斯曼宣布了他的这一发现，并将所发现的这种由土壤中筛选分离出来的链丝细菌中提取出的杀菌物质，取名链霉素。动物实验后，经过大量的临床试用，发现它对结核杆菌确实具有特殊的疗效。在这以前，医学界一直未能找到特殊的治疗结核杆菌的有效药物。链霉素发现后，肺结核不再是不治之症了，只用很小剂量的链霉素，就可以达到阻止结核菌繁殖的强大的杀伤力，使医学界对结核病的治疗出现了一个伟大的转折。

第一个将从微生物中提取出的可抑制或杀伤病菌的物质称为抗菌素的科学家，就是瓦克斯曼，抗菌素这个名词是他于 1941 年提出的。

抗菌素的提出，给了生物学界和医学界的科学家们以极大的启发。他们纷纷进行抗菌素的发现、提纯的实验研究，特别是在美国，人们还成立了一个较大的研究机构，专门对这类菌丝微生物进行研究和开发。1947 年，埃利克发现了氯霉素；1948 年，达卡发现了金霉素；1950 年，凡雷发现了四环素；1952 年，马科卡伊亚发现了红霉素……

日本也在大力开展对抗菌素的研究，梅泽浜夫于 1948 年发现了新

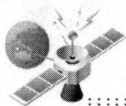

霉素，1953年发现抗癌霉素，1957年发现卡那霉素。到现在，全世界发现的抗菌素已经有好几百种，使人类、家禽、家畜甚至包括植物的许多过去被认为是绝症的疾病，纷纷由于抗菌素的出现而一一被征服了。当然，在此同时，科学家也注意到了，有些病菌在医生们不断使用抗菌素的过程中，出现了抗药的功能，成为不怕抗菌素的病菌。所以，人类对病菌的斗争还远远没有结束。

至于瓦克斯曼，由于他发明了治疗结核杆菌有特效的链霉素，并首次提出抗菌素这一名称，从而引发了多种抗菌素的诞生，使人类摆脱了许多种疾病的威胁，延长了寿命，因而于1952年被授予诺贝尔生理学和医学奖。

11　蝇蛆也能当"大夫"

1996年，耶路撒冷希伯来医学院收进一位外伤严重的病人。病人受伤的脚已经受到严重的感染，又青又肿，还不断流出脓水，由于感染腐烂而产生臭气，令人难以忍受。

病人伤口的溃疡已经发展到如此严重的程度，使医生对于治疗失去了信心。一位内科医生对病人做了检查之后对外科医生穆姆久奥卢博士说："病人的伤口腐烂到这样严重的程度，看来使用任何抗菌素，包括抗菌效率最高的抗菌素，可能都是无效的。解决问题的根本方法，只有给病人截肢了。"

病人听到医生作出这样的建议，顿时焦急万分。他极为痛苦地对大夫说："我宁可选择死亡，也不愿截肢。请你替我想一想，如果我失去了腿，以后的人生道路该怎么走啊！"

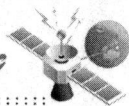

外科大夫穆姆久奥卢博士听了病人的话，心里充满了同情。然而病人的伤口已经腐烂得这么深，面积这么大，用什么方法才能将它清理干净而后着手进行治疗呢?! 大面积的清洗病人肯定是忍受不了的。

想来想去，穆姆久奥卢博士想到了蛆虫，它们最喜欢舔食腐烂发臭的东西，让它们去舔净病人伤口里腐烂的组织一定没问题。再说，蛆虫个子不大，又都是肉乎乎的柔软的小虫，它们在病人的伤口中活动，想来也不至于给病人带来太大的痛苦。于是穆姆久奥卢博士决定试一试用蛆虫治疗溃疡的方法以代替传统的截肢法。

然而首先遇到的问题是怎样才能得到可以用来治疗的蛆虫。当然，一说到蛆，人们马上想到厕所，因为只有厕所中的粪便才是苍蝇产卵的地方，只有苍蝇的卵孵化出来以后才是蛆。然而给病人治疗溃疡，是绝对不能用厕所粪坑里的蛆虫的。

因此，穆姆久奥卢博士决定自己培养洁净的蛆虫。他将一堆腐烂的肝脏放在室外，果然很快就招来一大群苍蝇，嗡嗡地吸附在肝脏上。博士从这许多苍蝇中，收集了一种特殊的绿头苍蝇，单独喂养。每只苍蝇大约能产200粒卵，几天之后，孵化出来的就是200条蛆虫。有这么几只苍蝇，博士就得到了相当数量的蝇卵。孵化出来的蝇蛆在培养基上培育48小时以后，就能够使用了。再经过对这些蝇蛆进行消毒以后，将它们敷到病人的伤口上，下面的工作就由蝇蛆去进行了。

两天以后，博士再次检查病人伤口的情况，惊喜地发现，这些蝇蛆工作得很柔和，又很细微，真可以与技艺高超的显微手术家比美——它们已经将病人伤口中的腐烂组织清扫干净了。

于是病人的伤口很快停止了腐烂，再经过必要的药物治疗，恢复得很快。最后，病人不但没有被截肢，而且迈着痊愈的双腿走出了医院。

蝇蛆治疗溃疡是外科医生穆姆久奥卢博士的首创。自从治愈了这位化脓腐烂严重的外科病人以后，穆姆久奥卢博士增强了信心，也获得了经验。到1999年，经过3年的实践，他已用蝇蛆治疗溃疡法治疗了45个病例，治愈了严重腐烂的伤口60处。看来，这也许将是代替外科手

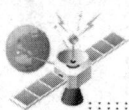

术治疗严重溃疡的一种新方法。

它的优越性在什么地方呢？

举例说，对于这类有严重感染溃疡的外伤病人，如果采用传统的截肢疗法，虽然简单干脆，然而，一次截肢手术加上手术后装上假肢，总共的费用大约需要 7 万美元，而且病人还将承受截去肢体给肉体上和精神上带来的巨大痛苦。而如果只采用蝇蛆治疗溃疡的方法，大约只需260 美元就够了，病人还可以在痊愈后身体健全地走出医院。

更有一项不可忽视的发现，穆姆久奥卢博士对蝇蛆治疗溃疡的过程进行仔细地观察后发现，在治愈伤口化脓的过程中，蝇蛆所发挥的作用不仅仅是清除了腐烂的组织，它们还分泌出三种物质，这三种物质能帮助伤口愈合。因此，蝇蛆也许还是治疗伤口腐烂的天生的外科大夫哩！

12　屎壳郎有可能成为新药物

若干年前，当澳大利亚的牧场被大量的牛粪堆积弄得大伤脑筋的时候，科学家满世界寻找能解决清除牧场上牛粪的方法。后来发现，中国有一种名叫屎壳郎的昆虫，很符合牧场主所需求的条件。因为它们以牛粪为食物，而且在繁殖后代时，更需要消耗很多牛粪。雌雄屎壳郎先用自己后面有钩刺的双脚，将牛粪拍打成粪球，然后通力合作，一个在前面拉，一个在后面推，将粪球运到预定地点，雌屎壳郎用头和足在粪球上挖个小洞，把卵产在里面，然后把球推到土洞里，用土埋上。孵化出来的幼虫就以粪球作食物，一直到在土中化成蛹，而后成为成虫飞出来，再继续它父母揉粪球、滚粪球和将卵产在粪球里、推粪球入洞的生活。因此，屎壳郎是清除牛粪理想的清道夫。

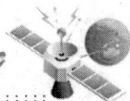

所以，澳大利亚的科学家曾专门到中国来，请了不少生活在长江沿岸的屎壳郎到澳大利亚去，帮助清除那里牧场上的牛粪。此事在当时传为美谈，也是屎壳郎为保护环境而作出的一大贡献。

然而在不久前，屎壳郎的生活习性所包含的意义，又被日本的一些科学家从另外一个角度注意到了。原因是，医学家们遇到了一个难题，那就是本来一使用就能达到药到病除效果的抗菌素，现在不管用了。怎么回事呢？原来病菌经受了一代代抗菌素的冲击后，已经"锻炼"出一些不再害怕抗菌素药物的品种了，科学家们把这种能耐受抗菌素的细菌称为"耐性细菌"。严峻的事实使科学家们认识到，必须寻找到某种新的制服这些耐性细菌的药物，才能抵御病魔的袭击。

在搜寻新的药物的过程中，科学家们把目光投向了屎壳郎。屎壳郎为什么会受到这种特殊的关注呢？正是由于它们那世代代以牛粪为食为家的生活习性。科学家们分析这种生活习性后认为，这说明屎壳郎的身体里必定含有某种可抵御病菌的物质，否则它们不可能在那么肮脏、充满了各种细菌的牛粪中生存下来，并健康地活着。

出于这样的分析，科学家就通过实验来检查屎壳郎身体里究竟含有什么具有杀菌能力的物质。实验分析后，找到了这种物质，科学家将这种物质取名为"抗菌蛋白质"，并且进一步通过人工改良的方法，从中提取出抗菌能力更强些的新的抗菌蛋白质。

接着，科学家就需要进一步验证这种抗菌蛋白质的杀菌能力究竟如何。这时正好有一种名叫"NISA"的葡萄球菌，医生们对于这种病菌已经感到无药可治了，那么，就让从屎壳郎身体中提取出来的抗菌蛋白质试试看。

科学家从已经感染了 NISA 病菌的老鼠中，挑选出一组作为实验的对象。他们将抗菌蛋白质注射到这组病鼠的体内，而剩下未注射抗菌蛋白质的病鼠，则作为对照组。实验的结果表明，注射了抗菌蛋白质的病鼠，它们的死亡率已经被控制在 30％以内，而那些没有注射抗菌蛋白质的实验病鼠，则全都死亡了。

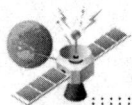

抗菌蛋白质能杀死细菌的机理是什么？研究发现，它们杀菌的功能是因为它们能通过破坏细胞壁而使细菌死亡。这一机理和传统上用抗菌素杀菌的机理不同。抗菌素杀菌只是在细菌的细胞膜上"钻洞"，所以抗菌蛋白质对细菌的杀伤力要大得多。

科学家还比较了这两种杀菌能力的不同之处。抗菌素杀菌只是在细菌的细胞膜上"钻洞"，然而有的细菌在遇到抗菌素的时候，会突然变异而改变自身的结构，结果使传统的抗菌素"迷失"了攻击方向，找不到突破口，所谓"耐性细菌"就是这样出现的；而抗菌蛋白质则不管细菌有没有变异，它都是以直接破坏细胞壁为攻击的目标，所以病菌就在劫难逃了。

这样看来，抗菌蛋白质应该具有更强更广泛的杀菌能力。虽然对老鼠进行的杀菌治病实验尚未取得100％的有效结果，科学家们却对自己从事的这一研究充满了信心，他们相信在不久的将来，一定能从屎壳郎的体内提取出能用来对付耐性细菌的抗菌蛋白质新药，使细菌即使有通过变异以对付抗菌素的功能，也难逃屎壳郎的抗菌蛋白质的致命一击！

大概屎壳郎自己也没有想到，它那以牛粪为食物的功能，对人类竟有这么大的贡献吧！

13 设在饲养场里的制药厂

在美国的马萨诸塞州伍斯特的一个实验室里，由生物学家、医学家史蒂文·斯蒂斯主持的生物细胞技术公司，有一个研究小组，正在研究一种新的生产药物的方法。这种制药厂不需要什么机械设备，却能源源不断地制造出所需要的药物。

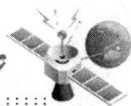

人们会问：斯蒂斯用什么方法生产出所需要的药物呢？

回答这个问题之前，我们先得感谢生物学家对基因的发现。基因携带着生物体本身的密码，人有人的基因密码，牛有牛的基因密码。后来，生物学家又发明了基因可以切割，也可以导入到另外的生物中去的生物技术。

比如说吧，人的许多疾病是由蛋白质缺陷引起的，而之所以会出现蛋白质缺陷，是由于基因有缺陷。所以，斯蒂斯设想，如果给一头牛植入人的健康的基因，那么这头牛的乳汁中就能产生健康人的蛋白质，这种含有健康人的蛋白质的乳汁，能帮助蛋白质有缺陷的人获得对基因缺陷的修补。

当然，如果仅仅只有一头能分泌人健康蛋白质乳汁的母牛，想依靠利用它所分泌的乳汁去给由于基因有缺陷而造成蛋白质缺陷的人治病，那当然是远远不能满足需要的。

也许有人会想到，多繁殖一些具有人健康蛋白质基因的牛呀。对，这个想法很好。然而，运用一般的繁殖或杂交的繁殖牛后代的方法，不能保证所繁殖的后代都具有相同的所需要的基因。还有一个使科学家们感到伤脑筋的问题，那就是还不能保证乳牛所产下的小牛犊，头头都是小母牛呀，如果生下很多小公牛，那有什么意义呢?!

解决这个问题，还得感谢现代的科学技术给生物化学家们提供了一条崭新的、理想的思路，这就是克隆技术。利用克隆技术，只要从这头已培养出来的、能产生有人的健康蛋白质基因的乳牛的身体里取出一些细胞，运用克隆的技术，就可以得到许多和这头乳牛基因一模一样的小牛犊。它们的身体里不仅含有完全相同的健康人的蛋白质基因，而且因为它们是用乳牛细胞克隆出来的小牛犊，注定了它们100%都是一些能分泌乳汁的母牛，这比用任何其他繁育后代的方法都要优越、省事。

这样，人们就可以用这样一批母牛所生产的大量乳汁做原料，从中提取大量必需的生物药制品。

斯蒂斯生物细胞技术公司预定首批生产的药物是人血液蛋白质成分

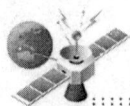

中的血清白蛋白。血清白蛋白的功能是能使血液在心脏内产生足够的压力，以便将血液输送到全身，当然也还有其他的功能。医生在做外科手术时，将血清白蛋白注射到人体中，就可以使人维持着应有的正常的血压。

全世界对这种血清白蛋白的需要量，据统计是 400～500 吨。然而现在大夫们使用的血清白蛋白，只能从人的身上抽取血液制取。用这种方法生产血清白蛋白有许多难题，一是要从人血中得到这么大量的血清白蛋白，就需要有大量的人血，解决血源问题很不容易；二是现在感染上这种那种病毒的人越来越多，也就是说，要想得到符合提取健康的血清白蛋白的人血源也日益稀少。尤其是按照严密的分级程序也使得愿意和可以献血的人日益稀少，结果造成作为医疗用的人血清白蛋白药物，由于供货奇缺，价格猛增，这样也还远远不能满足需要。

出路何在？斯蒂斯生物细胞技术公司的科研人员认为，如果能克隆出 3000 头具有同样的人健康血清白蛋白基因的乳牛，用它们分泌的这种乳汁来提取血清白蛋白，从需用量来说，足以满足当前治疗上的需要，价格也马上可以合理地调整下来。更重要的是，这就不必担心会由于血制品的不洁而被感染上其他的疾病——比如说，患艾滋病的病人中就有一部分是由于使用了不洁的血制品而被感染的。

当然，还有一些其他原来需要从人的血液中提取的药品，从理论上说，现在都可以采用这种先移植基因给乳牛，再用克隆的办法培育出具有同样基因的乳牛。利用这许多乳牛分泌的乳汁制药，不是又简便、又可靠而且不需要制药机械设备的天然制药厂吗?! 不是从饲养场中取得了大量的药源吗?!

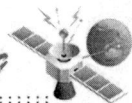

14 以后可能不再打针吃药

小朋友一提到上医院，就紧张得不得了，害怕大夫要给自己打针吃药，特别是害怕打针，那多疼呀！其实你可知道，打针的发明是医学上的一种进步。

无论是在中国还是在外国，传统的治疗方法都是吃药。那时吃药还不像现在这样，是小小的药片，或有水果香味的药糖浆，而是一碗碗的苦水。

在 15 世纪时，意大利的卡蒂内尔提出，也许让药物直接进入病人的肌肉或血液中，可能疗效会更快更好些。不过那时还没有实际的注射器的诞生。

1657 年，英国人雷恩想出一个办法，用狗的膀胱装上药液，将鹅的羽毛削尖成笔尖的形状，第一次试着把药液注入到人的身体里。这可以看做是注射器的雏形。

到 19 世纪，路易十六军队的外科医生阿尔内发明出一种活塞式注射器。这种注射器的针管是用银制成的，可以容纳 1 毫升的药液，推动药液的活塞棒有螺纹，可以控制它推进的速度。后来英国人弗格森将注射器改为用玻璃制作，因为玻璃是透明的，注射时可以看见药液被注入体内的情况。直到 1869 年，才由法国人吕易尔制造了近似现在使用的玻璃注射器，同时改进了注射器的一些性能。

从现在查到的以上资料可以让人了解到注射器的发明和改进的历程。注射器的针头其实也是很巧妙的发明，不过现在还没有查到发明针头的人是谁，以及他发明针头的灵感及技术是怎样产生的资料。其实设

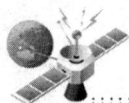

计和制作中空的针头，实在是一种很有创造性的思想和需要很精细的技术。

　　不过现在科学技术和医学的发展很迅猛，也许不久的将来就不需要打针吃药了，因为已经发明出更有效、更巧妙的给药的方式。这项研究开始于1985年，在美国的麻省理工学院工作的化学工程师兰格，研究出一种用超声波代替打针给药的方式。兰格发现，超声波发生器输出的声波可以使皮肤出现细微的小孔，药液可以经这些小孔进入体内，这叫"药物透皮法"，也就是通过超声波使药物穿透皮肤而达到治疗的目的的方法。

　　经过10年的研究，到1995年8月，兰格获得了成功。他用的是只有半个鞋盒般大小的超声波发生器，该发生器可以发出超声波，而盒的底部贴着浸着药液的贴片，只要启动超声波发生器，就将药贴片上面的药物通过皮肤上的毛细孔，进入到身体里去了，既无痛苦，又安全，药效还很好。兰格用这种新发明的仪器，利用2000赫的高频声波使三种药物透过了实验尸体的皮肤，速度比一般情况下加快了5000倍。兰格认为"这可以算是迄今为止最有效的透皮技术"，他准备将这项技术在人体上实验以后，正式转让给一家公司生产，以供医院使用。

　　同时根据堪隆斯大学研究人员的观察，认为这种透皮法的技术，一般适合于分子结构小的药物。然而有些药物是大分子结构，仅仅用透皮法是不能使这种药物进入皮肤的。大分子药物透过皮肤时需要推力，推力从何而来？方法之一是应用电极，所以又出现了离子电渗透法，利用相同电荷的互相排斥作用，能推动药物迅速进入皮肤。这种附加动力推进药物迅速通过皮肤的量比被动渗透系统要大10倍。它对于运动员用来治疗肌肉及关节损伤，特别有效。1998年，美国政府已经批准了第一种特制的离子电渗透药。

　　因此，将来的一些疾病，特别是对于一些难治的慢性病，人们也许用不着再去打针吃药了。

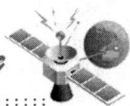

15   结核杆菌现出原形

罗伯特·科赫是一位伟大的细菌学家，1843年出生在德国的一个偏僻乡村。他的父亲是个矿场的技术员。科赫很小的时候就爱跟各种昆虫打交道，经常趴在地上仔细地观察这些小虫的活动。父亲很支持他，给他买了一块放大镜。1862年，科赫考进了哥廷根大学。毕业后，他当了一名乡村医生。

当时，法国的巴斯德在微生物研究方面已经出了名，他的关于传染病是由微生物引起的理论吸引了科赫。从那以后，科赫在治病的过程中，也开始注意去观察引起疾病的细菌来了。

可是他太贫穷了，连一些最基本的仪器和设备都买不起，更谈不上买一台显微镜。他贤惠的妻子，在他30岁生日那天，为了支持他的事业，卖掉自己的首饰，给他买了台显微镜，作为生日礼物送给他。

科赫在研究细菌的过程中首先解决的第一个难题是，怎样才能分离出单一纯种的细菌，以便找到真正使人得某种疾病的病原，有的放矢地去寻找制服这种病菌的药物。可是当时人们通常将细菌培养在肉汤里，用这种方法虽然使细菌得到了丰富的营养，可以充分生长繁殖，但在肉汤里生存的细菌不止一种，它们互相在肉汤中自由游动，使科赫无法认定某种细菌以便进行跟踪研究。

科赫想，如果能使细菌在固体上生长繁殖，不再自由游动，那么分别研究某种细菌就有可能了。但是，什么样的固体能给细菌提供足够的营养呢？

科赫一面思考，一面自言自语："什么东西既有固体特征又有液体

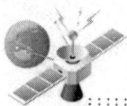

特征，而且营养丰富呢?"正在一旁做饭的妻子回答说："琼脂呀!"

琼脂，是由一种叫做"石花菜"的海藻熬制出来的胶状物，热的时候是液体，冷到40℃左右时就凝成胶冻状，它就是人们用来做凉粉或"杏仁豆腐"的原料。妻子的话提醒了科赫，身边常见的琼脂，正适合用来作为分别培养细菌的培养基。

这样，科赫终于解决了第一个难题。直到今天，科学家还是使用琼脂培养基来培养细菌，并且认为这是科赫在医学微生物研究方面作出的重要贡献。

新问题又产生了。细菌是肉眼看不见的，而将它放在显微镜下观察，又是透明无色的，所以仍旧很难观察到它的清晰外形。为了能清楚地观察细菌，科赫想给细菌染上颜色。他试了一种又一种染料，终于发明了苯胺染料染色法。染了色的细菌，在显微镜下观看，外形及内部构造一目了然，这为细菌学的研究又一次提供了极大的方便。后来，更多的细菌被不断发现，这不能不首先归功于科赫。

1881年秋天，科赫开始进行肺结核病因的探索。他取了结核病死者体内的结节，然后把结节弄碎，涂在玻璃片上，经过染色，放在显微镜下进行观察。1882年3月24日，科赫发现了结核杆菌。

后来，科赫又对结核杆菌进行了培养，30天后，结核杆菌培养成功。科赫和他的助手们又将这种纯培养的结核杆菌注射到鼠、兔、猫、狗等动物身上，这些动物也感染上了结核病。

至此，科赫完全证明了结核杆菌是结核病的病因。为了表彰科赫在医学方面的重大贡献，1905年，他荣获诺贝尔生理学和医学奖。

结核杆菌的发现，为后来发明接种卡介苗以预防结核病感染的研究奠定了坚实的基础。

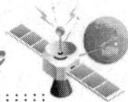

16　炭疽病不再可怕

　　1999年11月29日,台湾行政院农业委员会动植物防疫检疫局公布,台北市阳明山的一个马匹俱乐部内,发现马场内有一匹马死亡。经过专家们的检验,认为这匹马的死亡是因为得了炭疽病。炭疽病在台湾已经绝迹近50年了,现在又发现了炭疽病病例,所以台湾当局非常重视,通知马场对所有的马匹进行检查,侥幸的是尚未发现第二例。虽说如此,当局仍旧通知该马场要谨慎防疫,对于曾与马场接触过的工作人员,也要求追踪观察,以便及时发现是否有人感染了炭疽病。此外,还借此案例通知全台湾都注意炭疽病是否会在绝迹50年后重新死灰复燃。

　　一匹马得病死了,为什么会引起如此高度的重视呢?这是因为炭疽病曾是流行于欧洲的一种严重的传染病。羊群里会突然出现一只衰弱的羊,它垂下脑袋,四条腿直发抖,全身也发抖,嘴里喘着大气,然后,病羊的嘴巴和鼻子里就流出血来,很快地,羊就死了。死了的羊全身很快肿胀起来,只要稍微碰破一点皮,里面就会流出又黑又浓的血液。

　　在羊群中只要有一只羊得此病,就会很快传染开来,引起全场的羊都死光。

　　更为严重的是,这种病人畜共患,就是说,如果不注意,人也会感染上这种瘟病而死去。

　　羊炭疽病、马炭疽病的病原都是同一种病菌。在1870年以前的欧洲,在羊群、马群中常发生这样的瘟疫。特别是在法国,据统计,一年中单是死去的羊群,就价值2000万法郎。

　　然而这种在欧洲曾经猖獗一时的可怕的人畜共患的传染病,在现代

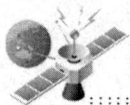

为什么会销声匿迹，在台湾也已绝迹 50 年了呢？

谈到这个问题，得先讲一个关于巴斯德发现疫苗的故事。

法国的巴斯德，原本是研究化学的，但是由于他观察细致，思想深刻，工作认真，竟在生物学医学方面也获得了巨大的成功。对炭疽病的研究，就是其中突出的一例。

1881 年，巴斯德接受了法国农业部的委托，着手研究防治羊炭疽病的方法。

巴斯德和他的助手夏伯兰和鲁克斯，到羊场去做了许多研究。这里曾经发生过羊炭疽病，然而现在暂时看不到有患病的羊只了。巴斯德问牧场的主人："病死的羊都到哪里去了？"农场主回答："我们已经把它们深深地埋到地底下去了。"巴斯德又想，既然病羊已经埋到地下了，为什么仍有传染的条件呢？他在埋有病死的羊的地方走来走去，细细观察，发现地面上有一小团一小团弯弯曲曲的小土粒。巴斯德知道，那是在地下钻来钻去的蚯蚓，在地底下吞食土壤的腐殖质，然后又将粪便带到地面上。

巴斯德想："地面上重新出现的炭疽菌，是不是蚯蚓在地下活动的时候，同时把埋在地底下的病羊身上的炭疽菌带到地面上来了呢？"

巴斯德采集了几条蚯蚓带回实验室观察，果然发现蚯蚓的身体里有炭疽杆菌的芽孢，证实了自己的判断。

然而，蚯蚓身体里的炭疽杆菌芽孢也好，土壤上弯弯曲曲的蚯蚓的粪便也好，怎样会进到羊群口中的呢？巴斯德又在羊场仔细观察，发现有的牧草是带刺的植物，羊在吃这种带刺的牧草时，划破了舌头，于是炭疽杆菌的孢子就从伤口中侵入了羊的身体，使羊得病。

既然查明了羊得炭疽病的病因，巴斯德认为，他一定可以找到给炭疽病减低毒性的方法，制成炭疽病疫苗，像种牛痘可以预防天花那样，给健康的羊注射这种疫苗，就可以预防感染炭疽病了。

经过许多次的实验，巴斯德终于找到了用高温减低炭疽杆菌毒性的方法，制出了预防炭疽杆菌的疫苗。然而当巴斯德公布了这项研究成果

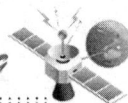

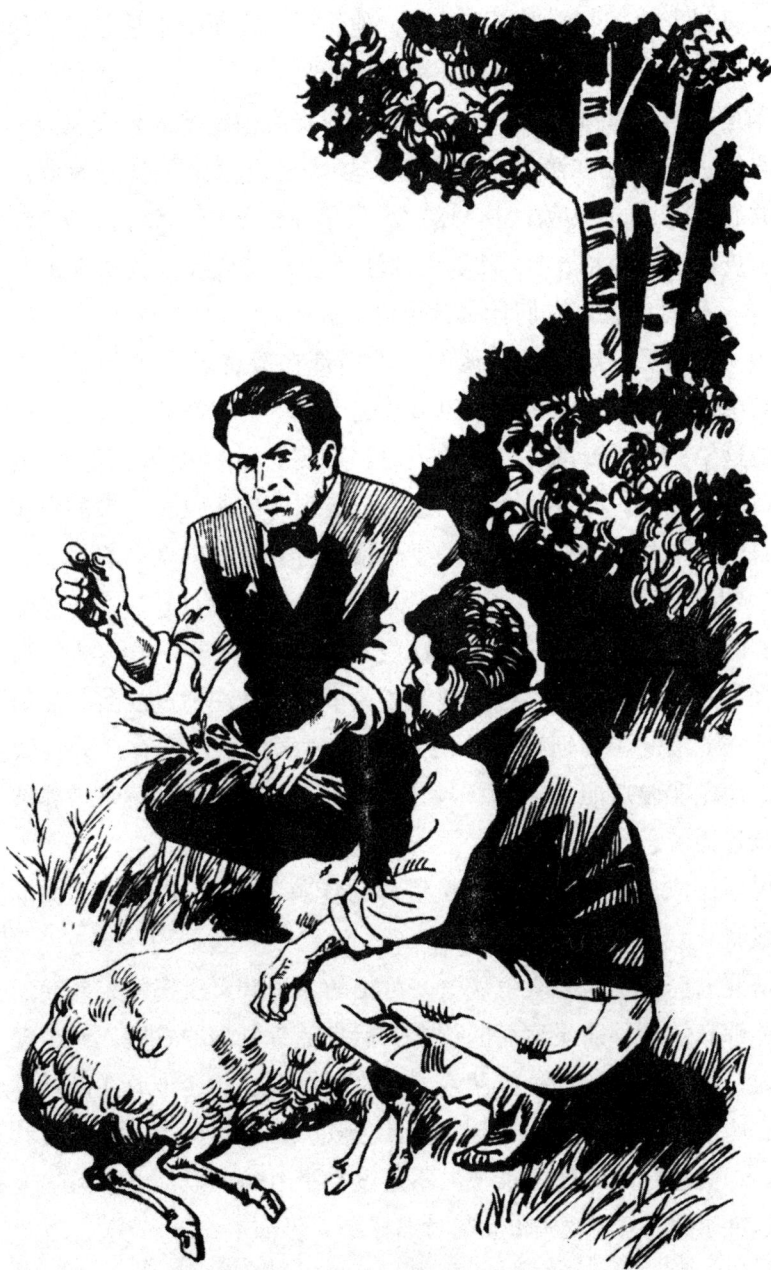

巴斯德在牧场调查羊炭疽病的死因

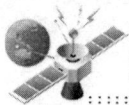

以后,引起了兽医们的讥笑和怀疑。他们说,巴斯德不是兽医,他想用种"羊痘"的方法来预防炭疽病,这可能吗?

于是巴斯德被迫进行了一次给羊注射炭疽病疫苗的公开表演。那是1881年5月5日,在法国普伊福特农场,巴斯德做了公开表演。实验对象共有60只羊,实验表演只给25只羊注射炭疽病疫苗,另有25只不注射疫苗,然后给这50只羊全部注射含有炭疽杆菌的培养液;还有10只羊,是对照组,它们什么针也没打。

表演完以后,巴斯德和他的对手们都在等待着实验的结果。说真的,其中有不少人是希望看到巴斯德失败,看到巴斯德出丑的。巴斯德自己对这第一次进行的公开实验表演,事实上心中也是忐忑不安的。

一个月以后,即6月4日,巴斯德接到助手从农场打来的电报。巴斯德自己都不敢去拆开电文,是妻子帮他打开的。电文写着:

"令人眩晕的成功"

实验结果表明,注射了炭疽病疫苗的那25只羊,虽然有几只曾出现过轻微的反应症状,不过很快就痊愈了。而没注射过疫苗却注射了炭疽杆菌培养液的羊,则有22只已经得炭疽病死了,还有3只也快要断气了。而做实验对照的10只羊,因为没有接触过炭疽病菌培养液,仍旧健康地活着。

巴斯德成功地发明了预防炭疽病的疫苗,成为1881年震惊世界的科学成就。

从此人们有了预防炭疽病这一可怕的人畜共患疾病的有效武器,首先是能够有效地预防炭疽病的传播。后来随着科学的发展,又出现了可以及时治疗炭疽病的各种抗菌素,于是炭疽病也就逐步地在世界各地消失了。所以,台湾在1999年发现已绝迹近50年的马炭疽病,虽然只有一例,却引起当局的高度重视,不是没有缘由的。但是由于医学上的进步,这件事也不至于像19世纪时那样令人恐怖了。

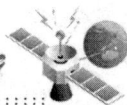

17 利用兔子寻找感染白喉的病菌

19世纪，白喉病非常流行，发病的多是一些儿童。一旦患上这种传染病，病人常常会发起高烧，咽喉部长出一层白膜，咽部红肿、疼痛，不久病儿就会因为窒息而痛苦地死去。

当时德国有一位有名的细菌学家，叫吕弗莱。他看着一批批孩子在白喉症的折磨下死去，内心充满了同情；听着孩子的家长撕心裂肺的哭喊，作为一名医生，他深深感到无能为力而内疚。为了拯救这些小生命，吕弗莱决定找出白喉症的致病菌。

吕弗莱想，白喉症肯定是一种细菌引起的。为了找出这种细菌，吕弗莱先从患病儿童咽喉上的白膜着手，他从一些患病严重的儿童咽喉部的白膜上，取下一点白膜，涂在载片上，染上颜色，然后放在显微镜下仔细观察，他看到了一种像火柴形状的蓝色的杆状细菌。在取自不同病人的白膜里，吕弗莱都看到了这种杆状细菌。

但是，要肯定这就是白喉的致病菌还需要进一步的证明。吕弗莱把这种杆状细菌放在固体培养基上进行单一的培养，然后把繁殖起来的细菌调成一小瓶溶液，按不同的剂量注入到兔子的喉头和气管。这些兔子起初并没有什么反应，它们照常吃食物，照常活动。12小时过去了，24小时过去了，这些兔子依然挺着两只毛茸茸的大耳朵，在笼子里跳来跳去。吕弗莱有些沉不住气了："难道这种细菌不是致病菌？"

又过去了12小时，注射过细菌溶液的兔子呼吸开始困难，一些注射剂量大的兔子不一会儿就死去了，后来那些注射剂量较小的兔子也陆续死去了。吕弗莱打开兔子的咽喉，看到那里很明显地有一层白膜。吕

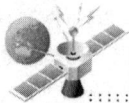

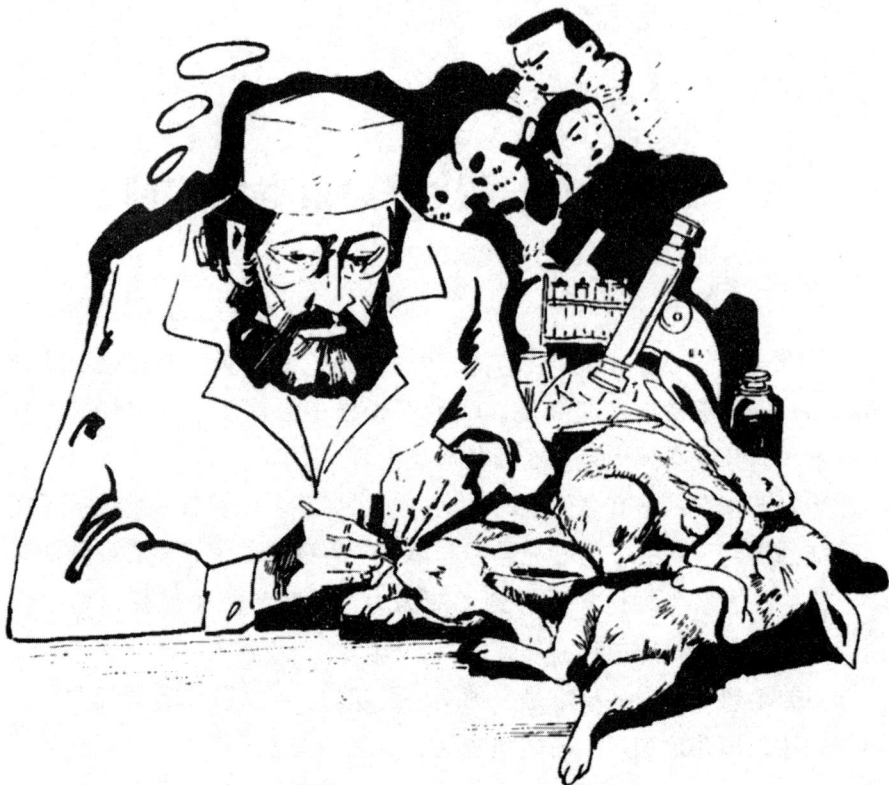

利用兔子寻找感染白喉症的致病菌

弗莱取下一点白膜，染色后在显微镜下观察，他又看到了那种蓝色的、火柴形状的杆状细菌。这次可以最后肯定，它就是白喉症的致病菌。吕弗莱把这种病菌命名为"白喉杆菌"。白喉杆菌生长在病孩或动物的咽喉部，它在代谢过程中会产生一种白喉毒素，这种毒素毒性很强，它会麻痹病人的心脏，并发心肌炎，夺去病人的生命。

由于吕弗莱发现了白喉杆菌，为后人征服白喉病打下了基础。1890年，德国人贝林和日本人北里柴三朗发现了白喉抗毒素，并开创了血清疗法。1891年他们用白喉抗毒素血清治疗白喉患儿，获得成功。很快这种疗法得到推广，使白喉病死亡率大大降低。

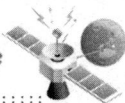

18　攻克白喉难题

　　吕弗莱发现了白喉杆菌，可是他未能研究出征服白喉的办法。这个难题是由与他同时期的德国细菌学家贝林解决的。

　　贝林想，白喉杆菌找到了，事情并没有结束，因为更重要的是寻找出一种能对抗白喉毒素的良药。

　　贝林用豚鼠做试验。他把豚鼠编上号，分成批。然后，他先给第一批豚鼠体内注射了白喉杆菌培养液，自然，这批豚鼠很快死去了。接着，他又给第二批豚鼠注射了同样的白喉杆菌，同时又给这些豚鼠注射上各种药物，他希望通过这个实验能找到一种可以对抗白喉毒素的药。

　　但是情况不太妙，豚鼠仍然一只只死去，有的是死于白喉毒素，有的则死于注射进体内的药物。贝林有些泄气，几百只受试的豚鼠都死光了，是否要重新设计试验方案呢？正在这时，助手兴奋地向他报告：有两只豚鼠活了下来，这是两只注射过碘剂的豚鼠。这个消息对他们的进一步试验是个极大的鼓舞。

　　贝林又给这两只豚鼠注射了更大剂量的白喉杆菌。按理，这样大的剂量足以使豚鼠丧命了，可是结果却令人吃惊，它们依然活了下来。贝林陷入了沉思：它们为什么能承受住这么大的剂量？似乎不能说是碘剂的功效，因为碘剂的作用早就消失了。那么又是什么原因呢？看来解释只有一个，那就是这两只豚鼠体内产生了抵抗白喉杆菌的力量，因此，即使第二次注入了更大剂量的白喉杆菌，它们也能耐受了。

　　贝林继续进行试验。他从一只已经具有抵抗力的豚鼠体内抽出一些血液，再混合进白喉毒素，然后注射给正常豚鼠，豚鼠依然健康地活

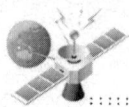

着；而从另一只正常豚鼠体内抽出血液，然后混合白喉毒素，再注射给受试豚鼠，豚鼠很快死去。事情弄清楚了，在注射过白喉杆菌却没有死亡的豚鼠的血清里，确实产生了一种强大的抗白喉毒素的物质——抗毒素。能不能将这种抗毒素用于救治那些奄奄一息的孩子呢？贝林决定试一试。

为了筹集足够的抗毒素，贝林又用同样的方法，在一些较大的哺乳动物，如兔、羊、狗等身上取得了含有大量抗毒素的血清。

1891年12月的一天，在德国的一家医院里，贝林将取自动物身上的带有抗毒素的血清，注射给一个患了白喉即将死亡的孩子。奇迹产生了，孩子的病情逐渐好转了，并终于痊愈获得了新生。

抗白喉血清实验成功了，白喉伤害人类的日子一去不复返了。1901年，贝林因此获诺贝尔生理学和医学奖。

19　在身上养几只虱子

在世界医学史上，为了查清楚一种疾病的病原，用自己的身体进行实验的医生为数不少。他们献身科学的牺牲精神，值得我们敬仰。

我国著名的内科学家和热带病学家钟惠澜教授，1901年出生，1929年毕业于北京协和医学院，又在美国纽约州立大学获医学博士学位。钟惠澜当时研究的是在热带和亚热带地区流行的疾病，包括斑疹伤寒、回归热、肺吸虫病、黑热病、麻风、疟疾、鼠疫等，统称热带病。

在20世纪20年代，中国的一些山区和半山区，如四川北部、甘肃等地流行着一种黑热病。得了这种病，病人发冷、发热、盗汗、疲乏、无力，肝脏、脾脏肿大，最大的特点是发热后没几天，皮肤就变黑了，

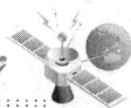

所以叫它黑热病。而且它是具有传染性的疾病。

要想彻底消灭这种病，必须找到传染黑热病的中间媒介。1928年，钟惠澜和夫人到黑热病流行的山区去考察，他首先想解决的问题，是找到传染黑热病的中间宿主。在考察中钟惠澜注意到，这个地方不仅人会传染上黑热病，连家里养的狗也会得黑热病。

这种情况使钟惠澜猜想到，既然人和狗都会得黑热病，那么这当中一定有一种在人与狗之间沟通病原的中间宿主。当时已经知道，黑热病是由一种名叫利什曼原虫引起的。在狗的身上寄生着一种白蛉，经过检验，钟惠澜在显微镜下看到，白蛉的身体里有使人和狗得黑热病的利什曼原虫。本来根据这一点，就可以断定白蛉是传染黑热病的中间媒介了。

然而在科学研究中态度严谨的钟惠澜认为，这还需要把从狗身上逮着的白蛉放到人的身上，看看是否会引起人得黑热病，才能作出肯定或否定的结论。

那么由谁来进行这样的试验呢？钟惠澜本来是想在自己身上进行的，但是他的夫人李懿征大夫担心钟惠澜真的感染上了黑热病，会影响他在山区的考察研究工作，就自告奋勇要求在自己的身上进行试验。结果她果然感染上了黑热病，在她患病期间，钟惠澜依旧坚持进行科学研究。他取了夫人的血样进行化验，查出她的血液里有引发黑热病的利什曼原虫。

这样就搞清楚了，原来人、白蛉和狗，这三者构成了一个传染黑热病的"网络"。所以，要想在一个地区彻底消灭黑热病，除了给病人治疗以外，还要保持狗的干净，同时消灭狗身上的白蛉。钟惠澜的研究为中国黑热病的防治奠定了良好的基础。

钟惠澜还进行了回归热的研究。回归热是一种由螺旋体微生物传染的急性传染病。得病后患者发热，起病很急，发热期与间歇期交替出现，所以称为回归热。当时有一种学说认为，回归热是由于被虱子咬了，或者招上了虱子的粪便，就被传染上了。可是钟惠澜检查了虱子的

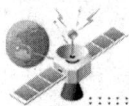

口器，也检查了虱子的粪便，都没有发现那种传染回归热的螺旋体。钟惠澜对这种说法的可靠性表示了怀疑，但如果没有确切的证据，也不能轻率地否定这个理论。

于是钟惠澜决心在自己的身上进行一次实验。他到乞丐们住的地方找了一些虱子，把它们养在自己的身上，成为一个养虱子的怪人，结果果然没有传染上回归热。

那么，虱子和回归热究竟有没有关系，如果有，那是一种什么关系呢？经过进一步的研究，钟惠澜终于弄清楚了，原来有的人逮到虱子以后，喜欢把它放到嘴里咬，或者用指甲掐死。这样一来，就将虱子的体液挤出来了，而传染回归热的病原螺旋体正是藏在虱子的体液里，这样就被传染上了回归热。

原来，回归热的传染和虱子还是有关联的，只不过不是由叮咬或通过它的粪便传染的。所以，要想消灭回归热，还是要提倡注意个人清洁卫生，消灭虱子。

20　用自己的眼睛验证

在一般人看来，沙眼是一种普通的小毛病。得了这种病，眼睛里老觉得有沙粒似的，常流泪，有眼屎，眼结膜发红。因为总觉得眼睛里像有沙粒一样，所以把这种眼病称为"沙眼"。沙眼在一期、二期时还不觉得有多严重，然而随着病程的延长，沙眼发展到三期、四期，不但流泪、有眼屎的症状严重起来，而且视力减退，眼睑红肿，翻开眼皮可见眼睑里有许多滤泡，有的还会出现血管翳或又红又肿的眼睑外翻。

那么，沙眼算是一种病吗？如果是病，又是什么病原体引起的呢？

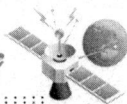

自从法国的巴斯德提出引起疾病的病原是细菌以后，吸引了不少医学家和微生物学家来研究各种疾病的病原。有一位名叫野口英士的日本微生物学家，曾经宣布沙眼是由一种"颗粒杆菌"的病菌引起的，这就是"细菌病原说"。

有一位中国的留学生汤飞凡，他在美国留学的时候是专门研究病毒学的。他在读野口英士的报告时发现了一些疑点，于是他重复了野口英士的实验。结果发现，野口英士提出的那种"颗粒杆菌"其实并不能引起沙眼，也就是说，汤飞凡以自己从 1930—1935 年 5 年时间的研究，推翻了野口英士关于沙眼的"细菌病原说"。

汤飞凡本来是打算接着研究沙眼究竟是由什么病原引起的，然而不久就爆发了抗日战争，汤飞凡的研究被迫中断。

直到共和国成立后的 20 世纪 50 年代，微生物学家汤飞凡才和眼科专家张晓楼大夫合作，带领着一个研究小组专门研究引起沙眼的真正病原。他们认为，沙眼可能是由一种病毒引起的。这种病毒进入人的眼睛，就寄生在眼皮内层的细胞里，它们吸取细胞中的营养生长繁殖，很快就聚集成一小堆一小堆的小红点，成为眼睑中的滤泡。

对于汤飞凡和张晓楼来说，眼睛里存在着不止一种的病菌和病毒，究竟哪一种才是引起沙眼的病原，这就是他们要通过分析而后加以鉴定的难题。

病毒只能在活的细胞里生活，所以培养可分离辨认的病毒，不像培养细菌那么简单。开始进行的实验是：他们用药棉从沙眼病人的眼睛里蘸上一点黏液，用无菌的蒸馏水冲稀以后，注射到活的小白鼠的脑子里，希望沙眼病毒能在小白鼠的脑细胞中生长繁殖。不料他们从 201 个沙眼病人的眼中取出的黏液，注射到 2500 只小白鼠的脑里，却没能得到什么结果。

还能找到其他更易获取的活的细胞吗？汤飞凡他们想到了孵化中的鸡蛋。蛋里的胚胎在孵化发育过程中，既是活的细胞体，营养又丰富。于是他们改变了实验的方法，将从沙眼病人眼睛中取出的黏液稀释后注

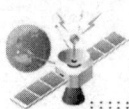

射到鸡的胚胎中去。开始进行的实验似乎未得到什么结果，但是他们没有灰心，继续多次的实验，终于在几只死胚的蛋黄膜涂片上发现了一些奇怪的小红点。经过仔细的分析研究，他们认为这种小红点可能就是沙眼中的病毒繁殖而形成的。

为了进一步验证，他们将这有小红点的蛋膜碾碎、稀释，滴到猴子眼中——因为动物当中只有猴子能像人一样得沙眼。不几天，猴子的眼睛红肿了，眼睑内层出现了沙眼病人那样的小滤泡，表明猴子确实患上了沙眼。这就有了对这一经过分离培养出来的微生物加以认证鉴定的基础。

不过，治学态度严谨的汤飞凡还想进一步加以验证，这就只好在人的眼睛中进行实验了。

那么，用谁的眼睛作为实验的对象呢？汤飞凡和张晓楼两位科学家想来想去，决定用自己的眼睛作实验品！于是，张晓楼往汤飞凡的眼睛里滴了几滴稀释液，汤飞凡也往张晓楼的眼睛里滴了几滴稀释液，结果，他们两人的眼睛都出现了沙眼的症状。两位科学家忍受着眼病的痛苦，请别的眼科医师从他们眼中取出黏液进行培养。最后证明，他们分离出来的正是经过实验认证的沙眼病毒。

这一年是 1958 年，当时汤飞凡分离出来的沙眼病毒被称为"汤氏病毒"，这种病毒是介于立克次氏体与病毒之间的另一种微小生物体，它叫衣原体。汤飞凡是世界上发现重要病原体的第一位，也是到目前为止的第一位中国人。在他逝世后，国际沙眼防治组织给他颁发了"沙眼金质奖章"。1982 年，他们的这项成果又获得国家科学发明奖。

沙眼病毒被分离出来以后，人们就可以针对这种微生物寻找可以制服它们的药物。现在，在眼药当中的金霉素、土霉素、四环素、磺胺眼药水和眼药膏等，都对治疗沙眼有疗效，所以现在我们已经很少看到严重的沙眼病人了。

汤飞凡于 1958 年去世，他的合作者张晓楼教授却一直在眼科岗位工作、研究。1990 年张晓楼教授去世的时候，立下遗嘱将自己眼睛的

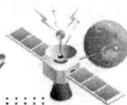

角膜捐献出来。结果，他捐献的角膜使两位盲人重新见到了光明。

21 "鬼屋"原来是霉菌孢子作怪

不久前，在一个村子里，有位村民突然间得了怪病：怕冷、发烧、干咳，而且呼吸急促。这病是怎么引起的呢？这位村民也说不出个所以然来，只是说，他到一间堆放杂草的小屋里抱了一捆杂草，出来后很快就发病了。

真有这么奇怪的事？村民们开始还将信将疑，但接着又发生了几起同样的事——凡进这间小屋抱杂草的村民，出来后都要生这样的一场病。

这下村民们对这间小杂草屋起了疑心，认定这间小屋是一间"鬼屋"。于是得病的村民的家属就偷偷地来到小屋门前，烧香许愿，请求"鬼屋"的神灵宽恕。一时间弄得人心惶惶，四邻不安。

这件事引起了当地防疫部门的注意，他们认为，决不可能有什么鬼怪作祟在使人得病。但是如果真正的原因不查清楚，"闹鬼"的传言只会愈传愈真。于是防疫部门立即派专家到那间小屋进行勘察、取样，并带回实验室化验检查。其实问题一点也不复杂、神秘，原来是隐藏在杂草中的一些微生物造成的。这些微生物中有霉菌孢子和放线菌孢子，它们附着在长期不见阳光的杂草上大量繁殖。村民进屋去抱杂草的时候，引起灰尘飞扬，村民从飞扬的灰尘中吸入了大量的霉菌孢子，引发了过敏性肺炎。

过敏性肺炎的症状是：一般在吸入大量霉菌孢子4～8小时以后，就会出现呼吸短促、寒战、发烧、胸闷、咳嗽等症状，严重的还同时有

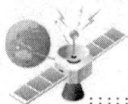

全身无力、肌肉疼痛等症状。检查肺部会发现肺部啰音，X光透视可以看到肺部有纹理变粗紊乱的现象。

由于发病很急，所以人们认为得病与去抱杂草的小屋有关。而为什么偏偏是那间小屋聚集起那么多的霉菌孢子呢？原来这是一间长期无人居住、只是用来堆放杂草的破旧房屋，而放进去的杂草，有的晒干了，有的并没有干透，堆放在一起，特别容易引起霉菌孢子的大量繁殖。

谜底揭开了，村民们也就放心了，"鬼屋"的谣传也就不攻自破了。

自然界有时会出现一些令人感到奇怪的现象，只有相信科学并采用科学的手段才能查清真正的原因。特别是在农村，什么"鬼屋""神龛""圣水""大仙"之类的迷信传言，非常容易一传十、十传百地流传开来。我们一定要用科学的方法认真对待，看似神秘的事物总能找出真正的根源。特别是生病、治病这类问题，应运用科学的医学知识去观察分析，或者请大夫、防疫部门的专家来帮助弄清缘由，别被迷信的传说所迷惑。

附带说一句，这种由霉菌孢子引发的过敏性肺炎，不仅在农村可能发生，在城市中，如粗制棉加工、鸟禽类羽毛加工、蘑菇业、发酵业等场所，也往往由于长期不通风、不见阳光，而使霉菌孢子大量繁殖，这也可能引起过敏性肺炎。

22　从生病的烟草中得到的发现

19世纪末，沙皇俄国，在种植烟草的大片农田里，发生了一场瘟疫。烟叶上出现一块块花斑，不久整片烟叶完全腐烂。烟农们看着满地枯焦的烟叶，想着自己的辛勤劳动顷刻之间化为乌有，忧心如焚。

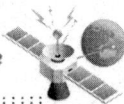

这时候，一个年轻的植物学家来到这里专门研究这种烟叶病，他的名字叫伊凡诺夫斯基。伊凡诺夫斯基出身贫寒，由于父亲早亡，使他过早地挑起生活的重担。他还在读中学的时候，就开始挣钱养家。白天他去上课，晚上他还得去为那些住在深宅大院里的贵族少爷们补习功课，以赚取少量的酬金。1883年，伊凡诺夫斯基19岁，他考入了彼得堡大学，在学校里他以自己的勤奋成为成绩最优秀的学生。毕业以后，伊凡诺夫斯基成了一名植物学家。

伊凡诺夫斯基来到烟田里，他采了几片害病的烟叶，带回临时搭建的简陋的实验室里。他先把带病的烟叶捣烂，再加水调成浆液，然后把这汁液滴在健康的烟叶上，没几天这片烟叶也出现了类似的病症。显然，在那些烟叶里一定藏有使健康烟叶生病的东西。于是他取了几滴汁液，放在显微镜下观看。他一遍又一遍细细地观察，结果出人意外，什么也没看到。他又取了其他病株汁液，放在显微镜下观察，仍然没有发现什么。

伊凡诺夫斯基是个不达目的誓不罢休的人，他决定另辟蹊径。这一次，他把病株烟叶的浆汁进行过滤，所使用的过滤器的细孔比细菌要小，只能允许比细菌还小的物体通过。他想，如果这种病是由细菌传播的，因为细菌已经被滤出来了，那么这瓶滤液应该不会使烟叶害病。于是他将滤液洒滴在健康的烟草上，谁知这些烟草仍旧很快也害上了病，枯焦死亡了。

显而易见，滤液中还存在一种物质，不是细菌，但它会传播疾病。伊凡诺夫斯基猜想可能是一种比细菌更小的、能使烟叶致病的毒素，他决定用实验来证明这点。他先把滤液滴在健康烟叶上，烟草出现了花斑。他又取这棵烟叶的浆液过滤后，滴在另一棵健康烟草上，结果这一棵也害起病来。就这样，伊凡诺夫斯基连着一棵棵实验下去，情况几乎都一样，烟叶病仍然那样严重。

伊凡诺夫斯基开始怀疑起毒素的想法。因为，如果烟叶病是由毒素引起的，那么在前面的实验中，毒素应该是越来越淡，致病作用应该越

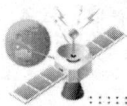

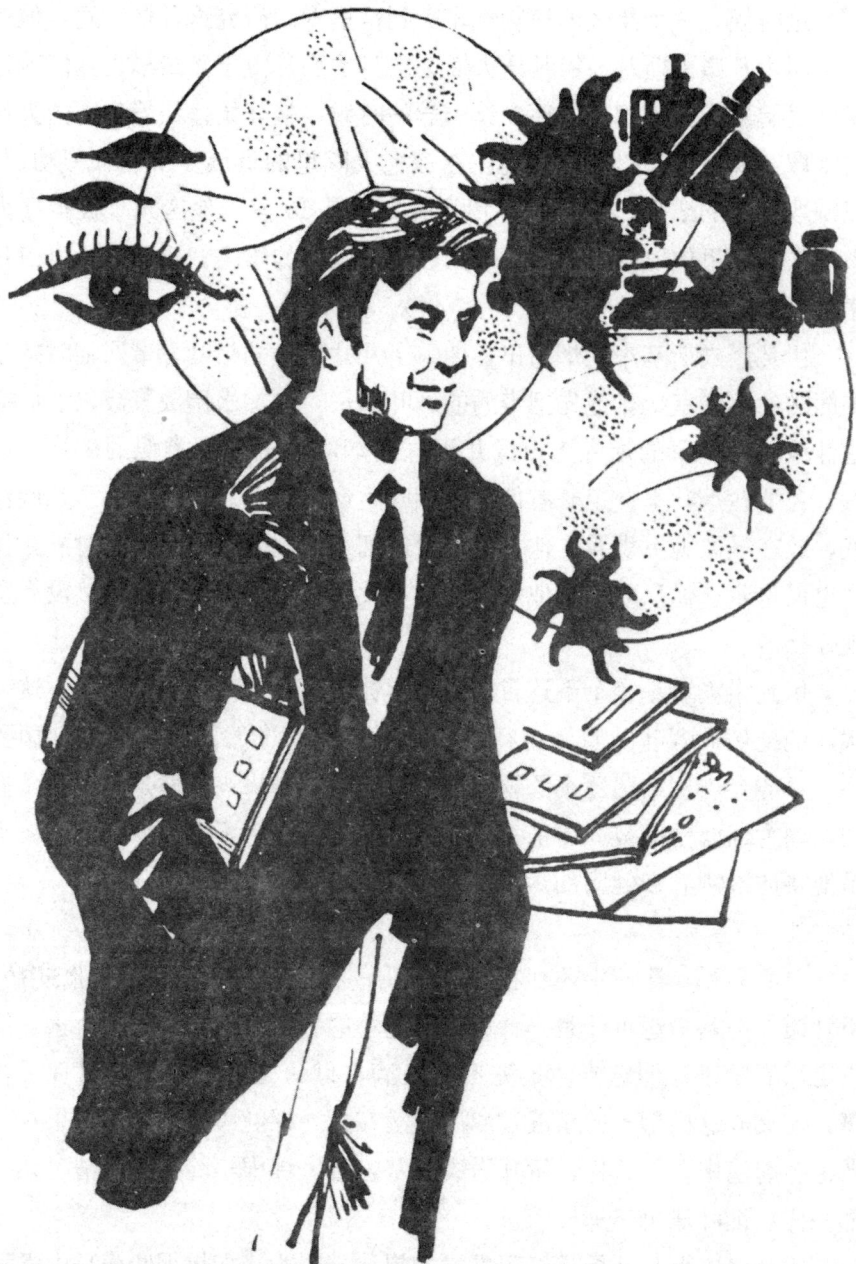

从研究生病的烟草中发现了病毒的存在

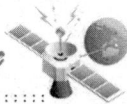

来越弱。可是事实并非如此。

于是伊凡诺夫斯基宣布，他认为使烟草花叶病传播的应是一种生物。这种生物有生命，能繁殖，能使健康的烟叶不断发病，而它比细菌要小，虽然当时在显微镜（光学显微镜）下看不到它，但是实验证明了这种生物的存在。这种比细菌还小的致病微生物被称为病毒。

伊凡诺夫斯基做了一项非常有意义的研究工作，他开拓了微生物研究重要的新领域。后来许多科学家用伊凡诺夫斯基的方法，发现了一种又一种的病毒。电子显微镜的发明，使人们终于能看清了病毒的模样，这为进一步研究病毒提供了实验基础。

23　病毒是引起动植物和人类生病的病原

俄国的伊凡诺夫斯基第一个提出了地球上存在着病毒这样一种在普通光学显微镜下也看不见的微生物，他是第一位发现有病毒存在的科学家。不过后来他并未对病毒做进一步的探索，公正地说，这不能怪伊凡诺夫斯基，而是由于当时的科学技术还没有发展到能使伊凡诺夫斯基做进一步研究的程度。因此，在伊凡诺夫斯基之后，不少生物学家仍继续对病毒进行研究，就不奇怪了。

在伊凡诺夫斯基发现病毒5年以后，即1897年，荷兰一位名叫贝哲林克的细菌学家重复了伊凡诺夫斯基的实验，证实了伊凡诺夫斯基实验所获得的结果。然而这位细菌学家对通过细菌过滤器而流出的滤汁，仍旧具有感染性的现象提出了自己的看法，他认为：这种汁液里可能有一种非常微小、可以通过细菌过滤器滤孔的微生物，这种微生物在体外非生命的物质中不能生长，只能在活体组织中繁殖。也就是说，这位细

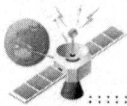

菌学家提出了生命中存在着另外一种比细菌更为细小的生物体——这就是病毒概念的提出。因而在医学界，贝哲林克被认为是在病毒学发展史上具有划时代影响的科学家。

就在同一年，德国细菌学家莱夫勒发现一种引起牛感染牛口蹄疫的病原，也是由一种可以通过细菌过滤器的病毒引起的。1901年，美国军医、病理学家里德在对巴西流行的黄热病的研究中，发现引起黄热病的病原也是一种可通过细菌过滤器的病毒。他首次发现，病毒不但可以引起烟草的感染、牛的感染，而且也是人类传染病的病原之一。

以后微生物学家们陆续发现，在人类的疾病中，如流行性感冒、麻疹、流行性腮腺炎、水痘、天花、小儿麻痹症、狂犬病等将近40种疾病是由病毒引起的。病毒是一大类能引起动植物患病的微生物。

不过，虽说医学家、生物学家都已坚信有比细菌还小的、可引发植物、动物和人疾病的病毒的存在，然而真正看到病毒的真面目，则是在电子显微镜发明以后。1931年，德国物理学家厄恩斯特·腊斯卡发明了电子显微镜，它可以将观察的物体放大10万倍，能分辨出直径小于0.001微米的物体。于是，在1939年，德国科学家考施终于通过电子显微镜，第一次看到了烟草花叶病的病毒。

在电子显微镜下，病毒的形状各式各样，有的像足球，表面上覆盖着凹凸不平的小三角形，有的却像三角形的20面体。它们的结构都非常简单，是一类没有细胞的结构，但它们是有遗传、变异、共生、干扰等生命现象的微生物。

关于病毒的介绍，我们可以细细参阅下一页的插图。

蛋白质外衣

单纯疱疹病毒　腮腺炎病毒　　牛痘病毒

20面体

由DNA或RNA
组成的基因组

HTLV.3
AIDS　流感病毒

腺病毒
呼吸道
感染咽痛

鼻病毒
感冒

小儿麻
痹病毒

—— 500nm ——
按此比例人的头发
截面宽则为7.62米

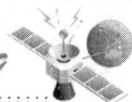

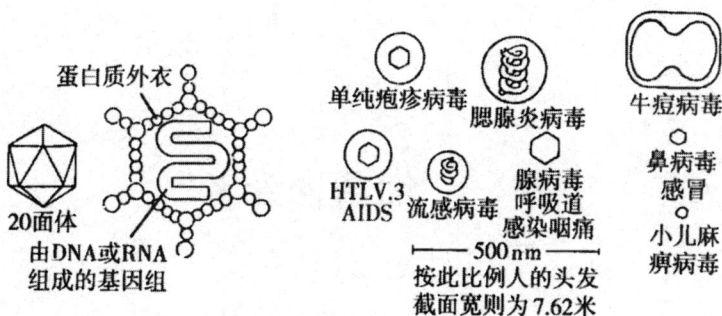

之一：病毒的结构　各种病毒的形状

	直径或宽×长,纳米	一般形状
红血球	(7500)	
立克次体	475	
牛痘病毒	210×260	
胸膜肺炎菌	150	
单纯疱疹病毒	150	
(沼泽大蚊细胞质多角体)	130	
流感病毒	85	
腺病毒	75	
T₂噬菌体	65×95	
罗氏肉瘤病毒	65	
烟草花叶病毒及其株系	15×300	
黄瓜花叶病毒	29	
脊髓灰质炎病毒	27	
芜菁黄化花叶病毒	26	
口蹄疫病毒	21	
烟坏死卫星病毒	16	
双生病毒	12—18	
马血红蛋白分子	3×15	
卵白蛋白分子	2.5×10	

之二：最常见的病毒的大小对比

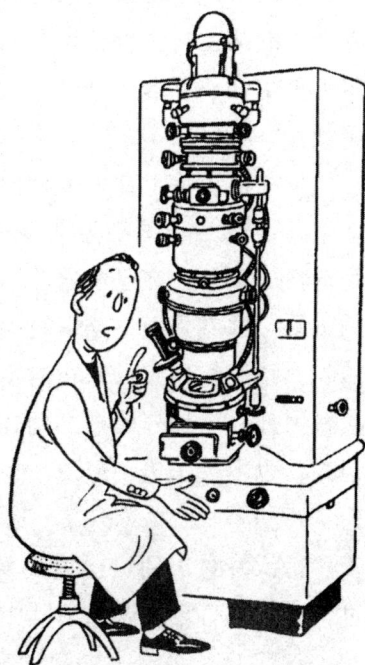

之三：在电子显微镜下人
们才看到病毒真面目

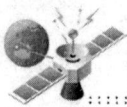

24 "细菌捕食者"

我们已经知道了青霉菌分泌的物质能杀死葡萄球菌的故事，第一个发现细菌中这一奇特现象的弗莱明，以及后来将青霉菌分泌的物质制成青霉素的两位科学家钱恩和弗洛里，他们三人共同获得了 1945 年诺贝尔生理学和医学奖。而且，由此开辟了筛选出许多种抗菌素药物的领域。

现在再讲一个在另一种比细菌更细小的微生物研究中的发现。

1915 年，英国细菌学家特沃特在培育葡萄球菌时，也注意到了一个奇特的现象，在已经培养出来的葡萄球菌的菌落上，出现了一个透明的斑块。这就是说，这斑块中的葡萄球菌消失了。然而它为什么会消失的呢？特沃特用接种针在出现透明斑的地方接触了一下，再用这针头去接触另外一个培养皿中的葡萄球菌的菌落。不几天，被接种针接触过的地方，也出现了透明斑——也就是说，在这一个范围里的葡萄球菌也消失了。

特沃特意识到，这里面肯定有一种物质能致葡萄球菌于死命。不过，当时没有条件查清楚其中的缘由。

1917 年，加拿大细菌学家德埃内尔在自己的实验过程中也遇到了一个奇特的现象，他本来是在试管中培养痢疾杆菌的，不久，培养液变得浑浊起来，说明痢疾杆菌已在培养液中大量生长繁殖了。谁知没过几天，培养液竟变得清澈透明起来，培养液中的痢疾杆菌突然间消失得无影无踪。这是怎么回事？德埃内尔将培养液取出一滴放在显微镜下观察，发现液体中的痢疾杆菌一个也没有了。它是被什么东西"吃"掉

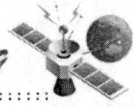

了，或者是被什么东西"溶解"掉了呢？

虽然当时的实验条件还不能使德埃内尔看到使痢疾杆菌消亡的是什么东西，但他经过分析后认为，一定是有某一种比细菌更小的生命体将痢疾杆菌"吃"掉了。他给这种能"吃"细菌的微小生命体取了一个名字叫"细菌捕食者"，现在生物学家将它称为"噬菌体"。

对噬菌体的进一步研究，是澳大利亚免疫学家伯内特进行的。伯内特经研究后指出，噬菌体的外形像蝌蚪，只有在电子显微镜下才能看到，它们是靠寄生在细菌的体内才能生存的。当它找到适合自己寄生的细菌时，便利用它的尾丝定向地吸附到细菌菌体上，然后将体内的核酸注射到细菌体内，于是细菌的生长就停止了。而噬菌体则在细菌体内迅速地、大量地繁殖起来，最后导致细菌解体——也就是消亡了。

所以噬菌体还有一个名称叫做"细菌病毒"。

伯内特对噬菌体生活习性的发现，在医学上有重要的指导意义。

意义之一就是：既然噬菌体能捕食细菌，那么何不利用其中的某一种噬菌体，让它去帮助人们消灭某一种有害的病菌呢？

利用噬菌体消灭有害病菌，在我国有一个很感人的故事。20世纪60年代，在上海钢铁厂，钢铁工人邱财康被熔融的钢水严重烧伤，烧伤的皮肤出现大面积的感染，这种感染是绿脓杆菌造成的，它使得邱财

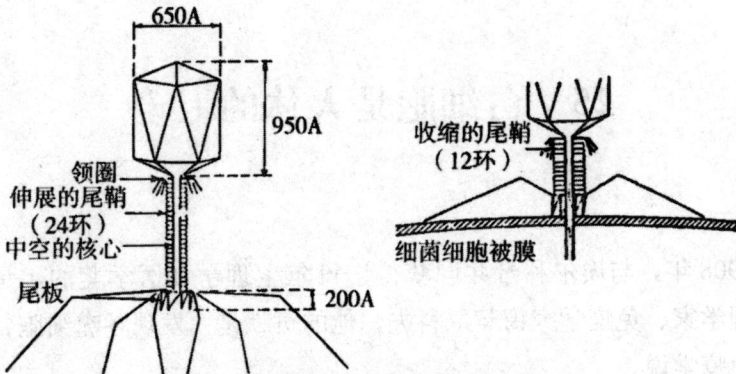

噬菌体用尾鞘插入细菌的细胞被膜

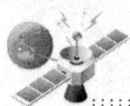

康的烧伤皮肤不但难以治愈，而且绿脓杆菌分泌的有害物质还使邱财康的生命受到严重威胁。

在紧急抢救的过程中，医务人员想到了请绿脓杆菌噬菌体来帮忙。他们在邱财康烧伤的皮肤上敷用含绿脓杆菌噬菌体的药物，终于制服了烧伤皮肤上的绿脓杆菌，成功地挽救了邱财康的生命。

由于噬菌体是结构最简单的生命体，它只由蛋白质的外壳和具有遗传特性的核酸所组成。人们通过对噬菌体的研究，深化了人类对于生命的理解。

前面提到的那位澳大利亚免疫学家伯内特，由于他在病毒研究、免疫学和分子遗传学等方面取得了巨大的成就，于 1960 年获得了诺贝尔生理学和医学奖。

还需要补充说几句的是，任何事物都有两面性，噬菌体的特性就是"细菌的捕食者"，也就是说，它们是专门在细菌中生长和繁殖的，医学家当然可以利用其中专门捕食某种有害人体健康的细菌噬菌体，以消灭病菌治好疾病。同时也千万要注意，当我们在培育某种有益的细菌时，可绝对不能让捕食这种细菌的噬菌体混入其中，否则出现的后果，真是难以设想的。

25 白细胞是人体的卫士

1908 年，与埃尔利希共同获得诺贝尔生理学和医学奖的，是俄国的病理学家、免疫学家梅契尼科夫，他的贡献是：发现吞噬细胞，建立细胞免疫学说。

梅契尼科夫是俄国人，1845 年出生，曾获圣彼得堡大学博士学位，

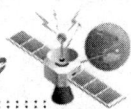

曾主持细菌研究所的工作。

在梅契尼科夫生活的那个年代，显微镜刚开始进入科学研究的领域。梅契尼科夫也很喜欢运用显微镜做观察，他观察的对象主要是放在显微镜下的低等动物。在显微镜下面，梅契尼科夫可以看到这些低等动物透明的身体，看到它们身体里的各种生理活动。

刚开始，梅契尼科夫似乎没有什么明确的目的，也许还带有某种充满好奇心的游戏性质。有一次，放在显微镜下的是一种低等动物海星鱼。这种动物通体透明，放在显微镜下，梅契尼科夫可以观察到这种动物身体内部组织的活动情况。

梅契尼科夫用小刀在海星鱼的一角划出一个小小的伤口，而后放到显微镜下观察。他看到海星鱼体内有许多活的细胞，纷纷向伤口的部位移动，很快受伤部位就集中了一大堆细胞。

这么多细胞涌向伤口的目的是什么呢？从现象上看不出个究竟，于是梅契尼科夫改进了自己的实验观察方法。这次他放到显微镜下的小海星鱼，身体里插进一根细小的木刺。

在显微镜下，梅契尼科夫观察到确实又有许多细胞向插进那根小木刺的部位游动、聚集、包围。等第二天上午再观察时，梅契尼科夫惊奇地发现，小木刺已经不见了——到哪里去了呢？梅契尼科夫在显微镜下仔细寻找，终于发现，海星鱼的某些细胞中有非常细微的小木刺的碎屑。

梅契尼科夫为自己获得的发现而兴奋："原来那些急急忙忙游过去的细胞，是专门去对付侵入体内的异物的，这是机体保护自己的一种反应。"

梅契尼科夫将这种细胞吞噬了木刺的现象称为细胞的吞噬作用。那么，这种现象在低等动物中存在，在高等动物中是不是也存在呢？于是他转为观察比海星鱼进化得更高一级的动物——青蛙。

青蛙的幼体蝌蚪生长到一定阶段的时候，它们的尾巴就脱落了。这究竟是怎样的一个过程呢？

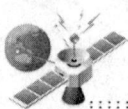

梅契尼科夫通过对蝌蚪的观察发现，原来当蝌蚪的尾巴快要脱落的时候，形成许多老化的细胞，这时，从蝌蚪体内游过来许多细胞，这些细胞把老化的细胞一个个吞噬，蝌蚪的尾巴就消失了，变成了青蛙。原来，蝌蚪体内也有具有吞噬功能的细胞。

那么人体呢？人体中是否也具有吞噬功能的细胞呢？根据对海星鱼、蝌蚪的观察结果，梅契尼科夫肯定地认为一定有。只不过人体的吞噬细胞当然不是像海星鱼的吞噬细胞那样，将小小的木刺吞噬了，人体的吞噬细胞是将侵入人体的细菌包围起来，而后加以吞噬——一个个予以消灭。这是机体自我保护的一种功能。于是梅契尼科夫发表论文阐明了自己的观点，论文的题目是《机体对细菌的斗争》。他认为，人体中的吞噬细胞就是血液中的白细胞（白血球）。

然而梅契尼科夫的这个观点当时并未被生物界和医学界的一些专家所接受，其中包括那位著名的德国乡村医生科赫，他不同意梅契尼科夫提出的是白细胞杀灭了侵入人体的细菌，从而起到了保护机体健康的作用的观点。他认为那是人体的体液，比如血浆之类作用的结果。

于是梅契尼科夫又设计了一些实验，证明生物的体液或血浆并没有杀灭侵入人体异物的功能，进一步证明吞噬侵入人体的异物——细菌的，是人体中的白细胞。人体血液中的白细胞才是保护人体健康的卫士。

由于梅契尼科夫的这一发现，他和德国的埃尔利希共同获得 1908年的诺贝尔生理学和医学奖。

梅契尼科夫的发现，直到今天在医学上仍是有重要意义的。当有人发烧到医院看病时，大夫常会说："查查血常规。"这样，就会从手指上或耳垂上取出一点点血液，涂在玻片上送去检查化验。化验的内容，就是检查一下血液中白细胞（也称白血球）的数目和白血球的种类。如果白细胞的数量突然增加了，或有不正常的白细胞出现，这些都能帮助大夫诊断你的疾病是不是由细菌感染的，以及疾病已经发展的程度。

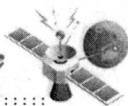

26 病毒帮助修补基因缺陷

有一位名叫阿尚蒂·德席尔瓦的4岁小女孩，她的免疫功能低下，哪怕只受到极轻微的感染，她也马上病得不轻，有生命危险。经过大夫的仔细检查，发现这是一位天生有基因缺陷的孩子。因为缺少某种基因，身体中就不可能产生免疫系统中不可缺少的酶——腺苷脱氨酶。所以她的免疫功能低下，稍不注意就受感染，而且一旦受到感染就病得很重。

于是大夫们决定帮助阿尚蒂·德席尔瓦修补她的基因缺陷——将阿尚蒂·德席尔瓦缺少的基因补到她的身体里，使她的身体能产生具有免疫功能的腺苷脱氨酶。

这项修补基因的治疗方法说起来有点复杂。先由一个科学小组采集了阿尚蒂的血样，从她的血样中取出一些白细胞，再将含有正常的腺苷脱氨酶基因的病毒注入到阿尚蒂的白细胞中去，再把这些注入了病毒的白细胞仍旧注回到阿尚蒂的体内。这样，阿尚蒂的身体里就有了能行使免疫功能的腺苷脱氨酶，她就能像正常的女孩那样生长和玩耍了。

这里需要说明一下，为什么要将含有正常基因的病毒注射到阿尚蒂的白细胞中去呢？病毒不是一种能使植物和动物得病的微生物吗？

这是因为，只有病毒才能进入人体的细胞。如果直接将基因注射到阿尚蒂的身体里，基因就没法进入人体的细胞，也就发挥不了基因的作用。当然，用来担任携带正常基因任务的病毒，它们的致病成分是首先需要除掉的，然后再导入经过精挑细选的健康基因，接着将这种病毒作为携带正常基因的媒介与从阿尚蒂身体中取出的白细胞混合起来，再注

将基因注入无
毒的活病毒内

也可以直接将
注入基因的病
毒注入体内

取出基因有
缺陷的血液

一起放入血细胞中培养

将培养的细
胞注入体内

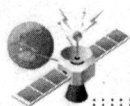

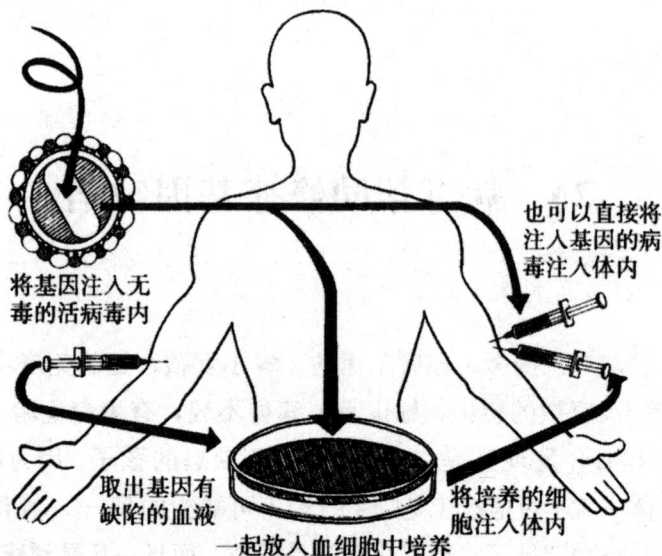

用病毒修补基因的示意图

射到阿尚蒂的身体里去。这样，进入阿尚蒂身体里的病毒就会把它携带的健康基因直接带入阿尚蒂身体里的细胞核里，使这些基因能被阿尚蒂的细胞所接受，补充她原来所欠缺的基因，正常地产生她身体里所缺少的腺苷脱氨酶。这样，阿尚蒂就变成健康正常的孩子了。

这样的注射，阿尚蒂需要每周一次，好在这项工作可以由她的妈妈担任了。从1990年到1999年，当年只有4岁的阿尚蒂，基因治疗后的效果怎么样呢？使科学家们感到欣慰的是：她已经成长为一位13岁的健康活泼的小姑娘。惟一不同的是，她还需要从冰箱里取出一个小药瓶，吃一片腺苷脱氨酶药片。

阿尚蒂是世界上第一例接受基因治疗的患儿，所以她很自然地成为试行基因治疗方法的"广告儿童"，特别是经过9年的坚持，修补基因缺陷的治疗取得了相当鼓舞人的疗效。

修补基因缺陷的治疗方法，是当前医学上的一大创新。那么，除了像阿尚蒂那样由于基因缺陷导致免疫功能低下可以修补外，还有哪些疾

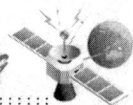

病是由于某种基因缺陷引起的呢？医学界正在如何研究或者着手试验着用修补基因的方法治疗呢？

一些大学科研小组和一些生物技术公司目前正在实施的基因治疗的临床实验有以下几种：器官及组织排异反应，血友病，艾滋病，恶性黑素瘤、肺癌、乳腺癌、卵巢癌、子宫颈癌、前列腺癌等多种癌症。

总之，修补基因缺陷的治疗，必将给许多原本陷于绝望的病人获得生存的希望。随着科学的发展，修补缺陷基因的治疗方法肯定也将不断得到改进。

27 "心血来潮"与血液循环

今天，人们通常把发现人体血液循环的功劳归于英国人威廉·哈维。

在哈维之前，许多人一直认为，血液在体内的流动，就像潮水那样，一波一波地向前涌去。我国古代的人们也是这样认为的。

威廉·哈维 1578 年 4 月 2 日出生在英国的一个农民家庭。小哈维是个勤奋好学的孩子，他 19 岁就取得文学学士学位，25 岁时又取得医学博士学位。

哈维遇事总爱问个为什么，从不轻易相信书本上的一些结论。他曾想过：难道血液的流动真的像潮水那样吗？为了弄明白这件事，哈维进行了大量的实验和长期的观察。他先后解剖过近百种动物，研究它们的心脏结构和血液流动的情况。他借鉴前人已取得的成就，写出了著名的《论心脏和血液的运动》一书。在书中他提出了三个"最简单又最令人信服的证据"，肯定了血液在体内是循环不息的。

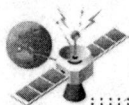

　　他首先算了一笔账：正常人的心脏每分钟跳动约 72 次，1 小时心脏跳动次数就是 4320 次。假定心脏能容纳约 57 克血液，那么 1 小时心脏就通过血管向全身送去约 245 千克的血液。这些比人的体重还多几倍的血液是从哪里来的呢？哈维认为答案只有一个，"血液也许是在一个环形中运动的"。

　　接着，他用线将自己上臂扎紧，然后进行观察。可以看到在线扎处以下的动脉不再有搏动感，而线扎处以上的动脉则随着心跳而逐渐鼓起。这时他放松扎线，猛地他感到有股温暖的动脉血液流过，同时他能看到，扎处以下的静脉很快鼓起。由此哈维得出结论，"血液是从动脉流往静脉的"。

　　他还做了一个实验。他将探针由猪的大静脉伸进较小的支脉，可无论他怎样细心，总是伸不进去；但是倒个方向，探针却很容易就伸过去了。哈维认为，有静脉瓣膜存在，而且所有的静脉瓣都是向着心脏的。人体的这种精细而合理的构造，是为了能够保证血液沿着一个方向流

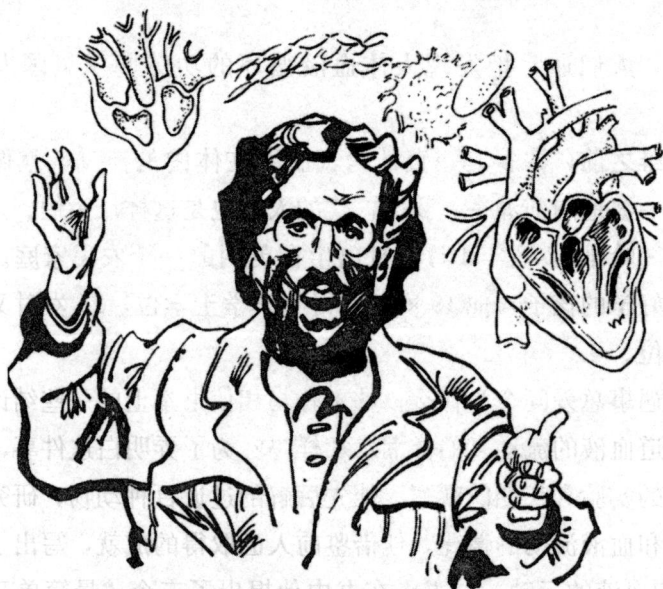

哈维发现人体中的血液是循环的

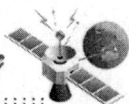

动，而不会发生倒流现象。

哈维所处的时代，教会保守势力占统治地位，哈维迟迟不敢发表他的真知灼见。因为一些科学家在哈维之前已经发表过"血液循环"的观点，但是由于这些观点"违背正统"，这些科学家就被教会处死了。直到 1628 年，哈维才正式发表了自己的震惊全球的《论心脏和血液的运动》论文。

但是，即使这样，他仍然遭到了围攻。只是因为著名学者笛卡尔等人的保护，以及他本人是英国王室的顾问医师，这才没有招致杀身大祸。

哈维的发现是伟大的，有人甚至认为，发现血液循环比发现美洲还要伟大。人们会永远记住他。

28　输血的故事

今天，对大出血或患有某些疾病的病人进行输血治疗，这是妇孺皆知的常识，医生也几乎有绝对的把握进行成功的输血。可是在历史上，输血的发展却经历了一段漫长的道路。

1668 年，根据一个妇女的要求，法国医生丹尼士把才生下几天的小羊羔的血液，输入到她丈夫的血管内。她的丈夫在一次意外的事故中受了伤，流了很多血。据这位妇女说，她丈夫脾气暴躁，如果在治疗他的伤口时，输入"性格温顺"的小羊羔的血，会改变她丈夫的性情。

于是，丹尼士割开了她丈夫的血管，并用金属管将他的血管和小羊羔的股动脉连接起来，羊血就这样流进了她丈夫的血管内。这样的输血进行了 2 次，在进行第三次输血时，她的丈夫突然感到胸口发闷，心跳

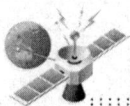

加快，腰部剧痛难忍。他大喊大叫，狂躁不已，不一会儿便停止了呼吸。这是人类输血史上最早的牺牲者。

丹尼士因此而受到控告，以"过失杀人"的罪名被拘捕入狱。从此，在很长的一段时间内，再也没有人敢进行类似的尝试，而且，法律也明令禁止输血。

时光流逝，到了19世纪初，在大量的医疗实践中，许多医生越来越意识到，输血可以挽救失血过多的垂危病人的生命。

英国妇产科医生布伦德尔亲眼看到许多产妇因分娩时失血过多而不幸死去。他想，如果能及时地给她们补充血液，她们的生命或许是可以挽救的。因此，他坚决主张用输血来挽救大出血病人的生命。并且，他大胆地进行了人与人之间的输血的尝试，并取得了成功。

1818年12月，布伦德尔在伦敦医学年会上第一次做了人与人之间成功输血的报告，宣告了医学上一个新时代的到来。

从那以后，输血的器械日益改进，输血的方法日趋完善。19世纪末，随着无菌术的诞生和人们对血液知识了解的不断深入，输血的理论和技术已经逐渐成熟。

29　揭开血型的秘密

19世纪末，医生已经懂得，对一些因手术等原因失血过多的病人，需要进行输血。但是有些病人在受血以后，会出现一些与原来疾病无关的症状，如发冷发热、头痛胸闷、呼吸急促、心脏衰竭等，很多病人往往因此而死亡。这种输血反应到底是什么原因引起的呢？

1896年，奥地利病理学家和免疫学家兰特斯坦纳对输血反应发生

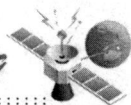

了兴趣。起初他对输血反应作出了各种假设：种族差异？性别差异？血缘差异？细菌感染？但是，通过种种实验，没有一种假设能够解释输血反应这一现象。因为亲兄弟或亲姐妹之间进行输血，有时也会出现输血反应；即使采用无菌术，一些人仍然会出现致命的输血反应。

兰特斯坦纳在观察、检查和分析了所有发生输血反应的病例后，突然想到，会不会是因为输入的血液与体内原有的血液发生了抗体反应？这个念头使兰特斯坦纳兴奋不已。于是，他做了许多血液交叉凝集反应实验。

1901 年，兰特斯坦纳终于第一个发现人类有 3 种不同的血型：A、B、C（后称 O）型。1902 年，又发现了第 4 种：AB 型。

兰特斯坦纳发现，人的血液中有 4 种不同的特殊物质，两种在红细胞表面上，分别称为 A 抗原和 B 抗原；另外两种特殊物质在血清中，称抗 A 抗体、抗 B 抗体。红细胞表面有 A 抗原的为 A 型血，A 型血清中有抗 B 抗体；红细胞表面有 B 抗原的为 B 型血，B 型血清中有抗 A 抗体；红细胞表面两种抗原都有的为 AB 型血，AB 型血清中既没有抗 A 抗体也没有抗 B 抗体；红细胞表面两种抗原都没有的为 O 型血，O 型血清中两种抗体都有。

当两种血液相混合时，如果 A 抗原与抗 A 抗体相遇，或者 B 抗原与抗 B 抗体相遇，红细胞就会凝集、溶解、破裂，这时病人轻则表现为头痛呕吐，重则剧烈腰痛、心悸、胸闷、呼吸困难，甚至死亡。所以 A 型血的人不能输入 B 型或 AB 型血，B 型血的人不能输入 A 型或 AB 型血，AB 型血的人可以输入其他所有血型的血，而 O 型血的人只能接受 O 型血，但可以给其他三种血型的人输血。

1927 年，兰特斯坦纳又和英国医生列文合作，共同发现了 MN 和 P 血型。1940 年，兰特斯坦纳和英国医生亚历山大·维纳又发现了 Rh 血型。此后，科学家们又发现了十多种血型系统。但目前临床上常考虑的是 A 型、B 型、AB 型、O 型血型和 Rh 血型。

兰特斯坦纳揭开了血型的秘密，他的发现意义重大，不仅奠定了临

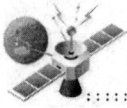

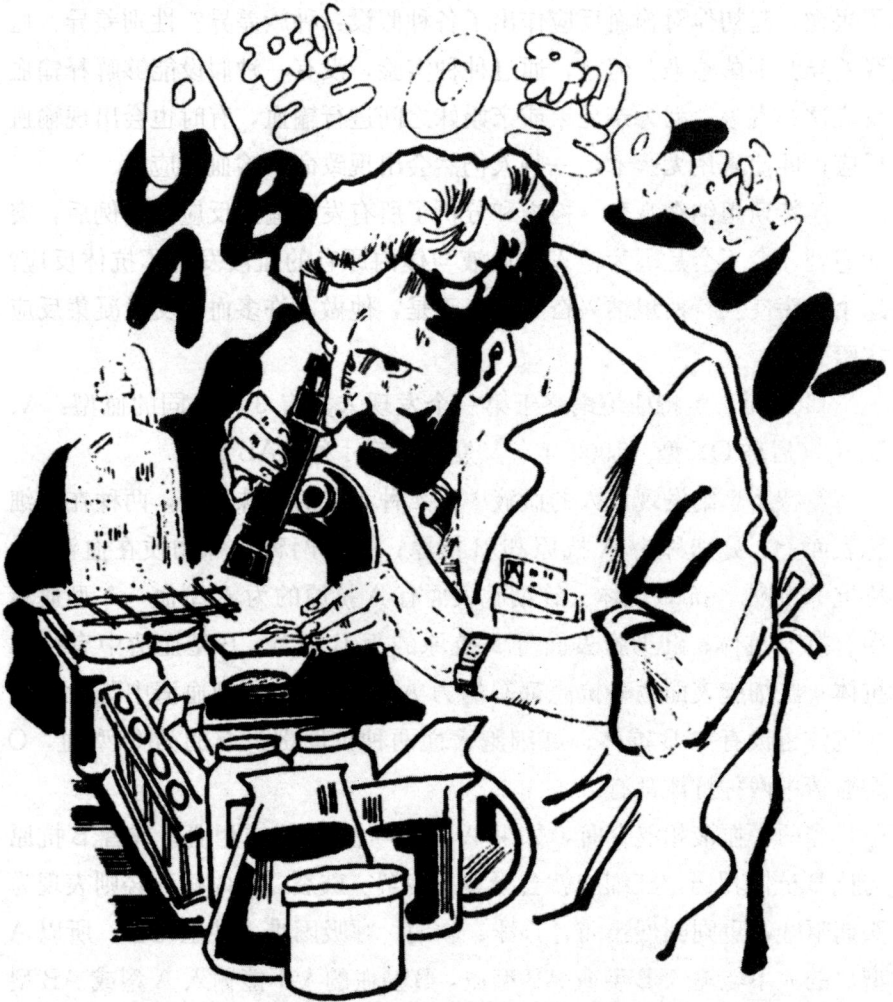

兰特斯坦纳发现人的血液有不同的血型

床输血和现代外科学基础，而且开创了免疫血液学及后来发展的免疫遗传学。1930 年，兰特斯坦纳因发现人的主要血型系统获诺贝尔生理学和医学奖。

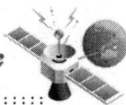

30 切断癌细胞的运输线

癌症，又叫恶性肿瘤，大概是目前世界上最难治愈的恶性疾病之一。医学界对付癌症的治疗方法，不管它发生在哪个部位，一般都是采取手术疗法——切去生长肿瘤的组织，接着采用放射疗法和化学疗法——用X射线杀死肿瘤细胞和服用杀死癌细胞的药物治疗。然而实际上，它仍旧是一种令病人害怕而彻底治愈病例很少的恶症。

还能寻找到更好的方法吗？

早在30多年前的20世纪60年代，美国波士顿儿童医院的朱达·福克曼博士在从事血液代用品的研究时就发现，当把还是很小的肿瘤移植到活的甲状腺体后，肿瘤就不再生长；而如果将肿瘤移植到活的小白鼠的身体里，肿瘤却在不断地长大。

这个现象使福克曼意识到，在身体里生长的孤立的肿瘤，不超过某种限度，是长不大的；而它之所以能不断长大，是因为肿瘤细胞能不断诱导附近的血管建立新的毛细血管网，给它提供营养，它们才能不断长大。

那么，肿瘤是怎么诱导血管的呢？福克曼经过研究后认为，肿瘤能放出一种蛋白质，作为一种"信使"，"通知"血管的内皮细胞开始分裂，形成细如毛发的新的微细血管。如同建立了一个血管网络似的，源源不断地向肿瘤细胞提供营养，使肿瘤迅速长大。而且建立了"通道"，使癌细胞向身体的其他组织转移，形成人们常说的癌扩散或癌转移。怪不得大夫在给病人切除肿瘤时，常会看到在肿瘤的外面包裹着密密麻麻的一层微细血管。

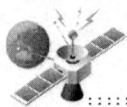

因此，福克曼认为，孤立的肿瘤如果得不到血液的充分供应，就像困在碉堡中的敌人那样，时间久了就无法生存下来，更谈不上向外出击。所以，如果能够设法制止血管向肿瘤细胞输运血液，就等于断了肿瘤细胞的粮草供应，能将它们活活"饿死"。

然而，当 30 多年前福克曼提出这一大胆的、然而却是符合科学的设想时，却受到同行们的怀疑甚至嘲笑。他们认为，即使在肿瘤的周围有新生血管的形成，那也无关紧要，这并不是决定肿瘤生长的因素。不过福克曼是一位执着追求科学真理的科学家，他认为自己的推理是正确的，关键在于要能制造出能有效地抑制血管生成的药物。

30 多年来，福克曼在繁忙的工作之余，用自己的休息时间坚持实验、研究，终于研制出一些阻断血管生成的药物，如干扰素、白介素，还有几种尚未翻译出中文的药物。使用这些药物，再配合较小剂量的放射线治疗，就可以得到较好的控制恶性肿瘤发展的疗效。福克曼先用实验鼠进行实验，实验的结果表明，实验鼠体内的肿瘤由于药物的作用，没有在其周围形成源源不断供应血液的"网络"，肿瘤因为没有得到营养而确实没有发展，有被"饿死"的可能。

实验鼠的实验结果表明，福克曼的设想是正确的。福克曼认为，使用他倡导的方法至少可以减少一些肿瘤病人的用药量，而且可以起到控制肿瘤随着血管转移或扩散的作用。这样的结果，至少可以阻断肿瘤的营养供应，即或未能将其根治，也不至于继续长大，从而将病情控制在稳定的状态，以免对人的生命构成威胁。

1999 年，坚持不懈进行这一研究的福克曼已经 65 岁了，他仍在继续探索这种有创见性的肿瘤治疗方法，并且对结果充满了信心。

类似阻断血管继续向肿瘤细胞提供营养的治疗思想，在我国也有所实践。从 20 世纪 80 年代开始，我国医学界开始引入对肿瘤进行的"栓塞"治疗法，即将供养肿瘤营养的动脉用药物栓塞，也就是切断肿瘤细胞获得营养的运输线，以使肿瘤由于缺氧、缺血而逐渐坏死。如果在栓塞治疗的同时，再配合化学药物杀伤肿瘤细胞，就可以得到更好的治疗

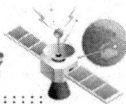

效果。上海有不少医院采用了这种治疗方法，并且获得了比较好的疗效。

彻底征服癌症的日子应该不会太远了。

31 精白米中缺少的物质

19世纪时，在印度尼西亚的军队中流行着一种脚气病——病人双脚浮肿，全身无力，最终导致死亡。当时的印度尼西亚是荷兰属的领土，驻扎在那儿的士兵是荷兰的士兵，所以，荷兰当局成立了一个研究东印度群岛脚气病的委员会，并于1886年派了一些医生和学者到那里去进行调查研究。目的是先查出病因，而后有的放矢，总结出治疗的有效方法。

受当时法国科学家巴斯德发现一些传染性疾病是受病菌感染引起的影响，学者们纷纷把注意力投向在显微镜下寻找引起脚气病的病菌，不料却一无所获，无所作为，不少学者又纷纷离开印度尼西亚回国了。

然而还有一位名叫艾克曼的医生却没有走。艾克曼是荷兰人，1858年生于荷兰内尔克伊克。1883年获医学博士学位。1886年，他参加了研究脚气病委员会而来到印度尼西亚。他一心想把患脚气病的原因查个水落石出，所以仍旧留在陆军医院没有回国。

有一天，艾克曼像往常一样到陆军医院细菌实验室工作，却见院子里的鸡都懒洋洋地趴在地上，轰它们也不跑。艾克曼好奇地想，莫非鸡也得了脚气病?! 就杀了几只鸡，把它们的脚爪和鸡内脏制成切片，放在显微镜下检查，不过也没得到什么发现。艾克曼又吩咐将鸡饲料严格消毒，也未能杜绝鸡病的蔓延。

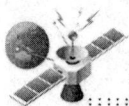

正在艾克曼感到束手无策的时候，却又发现有些病倒的鸡竟奇迹般地痊愈了。

这使得艾克曼医生又兴奋、又纳闷，鸡的脚气病是怎么好的呢？

经过一番仔细的调查，艾克曼才弄明白，原来是鸡的饲养员换了，引起了鸡食的变化。原先的饲养员是用配给病人的精白米做喂鸡的饲料，而新来的饲养员觉得这样太浪费，就改用糙米加米糠来喂鸡。这么看来，鸡得脚气病和后来又痊愈的经过，是否是由于饲料的变化而引起的呢？

为了证实自己的想法，艾克曼又到当地的监狱做了一番调查。给犯人吃的当然都是糙米，经过对几个监狱的调查统计，结果发现，犯人当中得脚气病的只有万分之一。

看来脚气病的产生可能确实是由于饮食不合理而引起的。

这是艾克曼的一大发现，他惊喜地宣布，米粒中含有某种毒素，可以被米糠中的某种成分抵消。不过他的这种解释并不科学，后来被英国生物化学家霍普金斯所修正。原来精白米之所以引发脚气病，并不是由于其中含有某种毒素，而是因为缺少一种生命中不可缺少的物质，即某种维生素。霍普金斯并且分析出来了糙米中所含这种维生素的微量成分。

不过这并不影响艾克曼所得到的发现的重大意义，因此他与霍普金斯一同获得 1929 年的诺贝尔生理学和医学奖。

现实生活中，人们对维生素的认识已经很不陌生。艾克曼发现人体中所缺少的那一种维生素叫维生素 B_1，人们在碾制精白米时把包含在米壳中的维生素 B_1 除去了，因此使人患上因缺维生素 B_1 而出现的脚气病。于是大夫建议人们在饮食中注意不要只吃精白米，还要注意吃一些富含维生素 B_1 的食物，如豆类、酵母、干果及硬果、动物心脏、肝、肾、瘦猪肉及蛋类等。如果发现有口腔炎、舌尖炎等疾病，吃一点维生素 B_1 马上就能治好，现在它在医学上的名称叫"硫胺素"。

时代发展到今天，医学界对人体必需维生素的认识已经相当深广

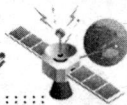

了，计有：维生素 A、维生素 B_1、维生素 B_2、维生素 B_4、维生素 B_6、维生素 B_{12}、维生素 C、维生素 D、维生素 E、维生素 K，等等。

32　从另一个角度认识脚气病

说到维生素 B_1 的发现，一般公认是荷兰学者艾克曼的贡献。不过与他同时代的一位日本的医生高木兼宽，也在研究脚气病的发病原因和解决办法，在这方面也曾作出很大的贡献。

1880 年，驻在印度尼西亚的日本海军部接到报告：现役水兵中患脚气病的人愈来愈多，竟达三分之一。这种状况严重影响战斗力。海军部非常头痛，部长坂本将军急得在屋里踱来踱去。突然他想到一个人——高木兼宽，于是他急令勤务兵，立即把高木兼宽请来。

高木兼宽是日本东京海军医院院长，早年曾在英国海军服务过，是一个医术高、事业心强的医学家。他从部长那里出来后，心情非常沉重。他想，如果不能找到脚气病发生的原因，患脚气病的人会越来越多，那么日本海军在急需时将成为一堆废物。

高木兼宽翻阅了大量的资料和医学文献，进行了详细而深入的观察和研究，初步得出结论，脚气病是因为进食不当才造成的。于是，高木兼宽在两艘军舰上进行了试验。一艘军舰上的海军食用日本传统的精白米饭，另一艘军舰上的海军吃英国式的饮食——肉、牛奶、鸡蛋和大米等。4 个月后，吃日本传统食物的海军，276 人中有 200 人患了脚气病，而吃英国式食物的海军得这种病的只有 14 人。发人深省的是这 14 个人都不喜欢吃英国式的食物，他们事先偷运了自己喜欢的白米上船，根本没吃船上的食物。

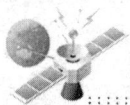

于是高木兼宽得出结论，患脚气病是因为长期食用精白米的缘故。据此，他建议调整舰上海军食物的比例，增加蛋白质，减少碳水化合物。从此日本海军都吃改进后的膳食，结果再没有一个水兵患脚气病了。

高木兼宽当时并不知道在精白米的膳食中缺少一种什么样的物质，有些人还以为是由于精白米中缺少了某种蛋白质的缘故。

1911 年，波兰科学家卡西米尔·芬克从糠皮中提取分离到一种白色晶状物，这就是后人公认为能治疗脚气病的维生素 B_1（又称硫胺素）。

其实，追本溯源，对于饮食中由于缺少维生素 B_1 而引发疾病的情况，我国古代名医孙思邈就已有所觉察。他在长年的行医中发现，一些豪富之家的人常会得一种病，病人全身浮肿，肌肉疼痛，四肢无力。而穷人家却没人得这种病。孙思邈琢磨了好久，如果让这些吃惯大米白面的人也吃些穷人家的粗茶淡饭，那结果又会怎样呢？于是他用米糠和麦麸皮做药，治疗这种病。果然，两剂"药"吃下去，这些病人就都痊愈了。

从本篇及上一篇故事中，我们可以得到一个启发，那就是，对事物真相的认识，往往并不是由某一个人发现的。比如维生素 B_1 的发现，艾克曼的贡献无疑很重要，为此他还获得了诺贝尔奖。然而对客观事物的正确认识，也可以从不同的角度观察和分析中得到，比如这篇故事中讲到的日本医师高木兼宽，他根据自己的认识，不也使许多日本水兵从脚气病的困扰中被解放出来了吗?!

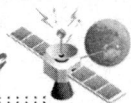

33 牛奶中的维生素 A、D

现在我们购买的袋装鲜牛奶，其塑料袋上常见标明"AD 鲜牛奶"。AD 的意思是，牛奶中含有人体必需的维生素 A 和维生素 D。那么，这两种维生素是怎么被发现的呢？又是怎么知道它们在人体中发挥着什么样作用的呢？

这个发现的年代离现在比较久远一些了，它和荷兰生物学家艾克曼发现维生素 B_1 的功能的时代相接近，但要稍晚一些。

我们要感谢那位名叫霍普金斯的英国生物化学家。霍普金斯诞生于 1861 年，在伦敦大学医科毕业后，一直做着病理化验的工作。在对人的生理功能和需要的研究中，他发现，任何一种食物，如果它只包含蛋白质、脂肪、碳水化合物、无机盐和水，不管它们的比例和量如何，都不能给动物以全面的营养，不能满足动物对能量的需求。

之所以提出这种观点，霍普金斯是根据他对老鼠进行的实验得出的结果。他给实验鼠专门吃那种精制的合成食物，却发现只吃这种精制合成食物的实验鼠却长得并不健壮。总结老鼠每天所摄取的食物的量，霍普金斯认为，这并不是由于老鼠没能吃到足够的食物，也不是由于老鼠对于所摄入的食物不能吸收，那么，究竟是什么原因呢？霍普金斯在给老鼠的食物中，加入了少量的牛奶，结果发现，老鼠们很快就健壮起来了。

根据这个实验结果，霍普金斯于 1912 年发表了一篇重要的论文《人工合成饮食》，论文指出：另外还有一种东西与脂肪、蛋白质、碳水化合物、无机盐及水同等重要。霍普金斯的这篇论文发表后，受到同行

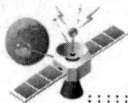

的普遍关注。然而，那种与蛋白质等同样重要的物质究竟是什么呢？它就是后来被波兰的化学家丰克建议命名的"维他命"，即一种维持生命的物质，我们现在称为"维生素"。

霍普金斯发现的在牛奶中存在的那种不可缺少的物质，就是维生素A和维生素D。

维生素A是一种脂溶性维生素，也就是说，它只溶解在脂肪中才能被人体所吸收。缺乏维生素A可造成干眼病、皮肤干燥。维生素A可以保护眼睛，可以保护皮肤的正常生长，特别是能促进人的生长、发育和繁殖，儿童缺少维生素A会导致发育不良。

维生素A除了牛奶中含有，胡萝卜中也含有。不过胡萝卜需要用油炒着吃或放在肉里炖着吃，其中的维生素A才能被吸收，因为维生素A是脂溶性的，它只溶解在脂肪里。

至于维生素D，当紫外线照射到人的皮肤上时即可合成，它也储藏在动物的肝脏里。维生素D缺乏时，可引发小儿佝偻症、婴儿手足抽搐症和成人骨化症。

每人每天能保证喝一杯牛奶，见见阳光，一般对维生素A、D的需要就可满足了。

虽说生活在今天的少年儿童对维生素A、D和维生素B等已经并不陌生，但它们都是20世纪伟大的发现之一。所以，发现维生素A和维生素D的霍普金斯与发现维生素B_1的艾克曼同获1929年诺贝生理学和医学奖。

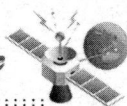

34 犯人配合的实验

20 世纪初，美国南方曾流行着一种糙皮病。患者的症状很奇特：早期，裸露的皮肤对日光过敏，皮肤呈红褐色，粗糙并有鳞屑；接着，肠胃不适，腹泻与便秘交替，口、舌发炎，脊背疼痛，全身衰弱不堪，严重的病人还会失去记忆，乃至精神错乱。

美国公共卫生署的科学家 J. 戈德伯格对糙皮病非常关注，他和同事们很快就开始了对糙皮病的研究。

在研究中，他们发现了一个规律，即糙皮病患者多是一些贫困的劳动者，他们以廉价而单调的食物度日，如玉米粉、糖和咸肥猪肉，几乎不吃牛奶、鸡蛋，也很少吃水果和蔬菜。

为了证明糙皮病可能和饮食有关，戈德伯格决定进行一次实验。1915 年，他来到密西西比监狱农场。根据事先与警方的约定，他挑选了 12 个健康的年轻犯人，其中 10 个男犯、2 个女犯，他们都是判了 5 年以上刑期的刑事犯。他对他们说，如果他们愿意与他合作，实验结束，他们就可以被免罪释放。实验的内容很简单，也并不苛刻，即每人每天只能吃玉米粉、大米、白薯、糖浆和肥猪肉。结果，其中 11 个犯人愿意配合进行实验。

几个月的时间过去了，11 个犯人中有 6 个人出现了糙皮病的初期症状：皮疹出现，口、舌发炎，胃肠道不正常，一些人神经紧张。

为了弄清楚糙皮病是否传染，戈德伯格和他的同事们有意和患者吃、住在一起，经常和患者接触，但他们都没有感染糙皮病。

经过一段时间的研究、实验，最后戈德伯格得出一个结论：糙皮病

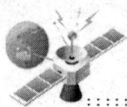

不传染，而是因为患者饮食中缺乏某种物质所致。如果改变饮食习惯，在膳食中添加肉、鱼、奶、蛋、花生、棕色大米等，这些疾病就会痊愈。

那么，究竟食物中缺少了什么物质才得这种糙皮病呢？经过多年的研究，戈德伯格终于从治脚气病的谷糠中分离出一种叫烟酸的物质，缺乏这种物质会使人罹患糙皮病。

烟酸是一种维生素，属维生素 B 族。动物性食品，如肝、肾、瘦肉中的烟酸含量较多，奶、蛋中的烟酸含量虽然不高，但却有足够的色氨酸，色氨酸在人体内能转变成烟酸。而玉米中烟酸和色氨酸的含量都很低，所以长期以玉米为主食的人容易患糙皮病。

35　揭开神秘死亡的秘密

2000 多年前，罗马帝国正处于鼎盛时期。为了征服非洲，元老院派出一支庞大的罗马舰队，登上了非洲大陆。在尘烟蔽空、飞沙走石的大沙漠上，士兵们得了一种怪病。病人开始面无血色，不久变得又灰暗又黑，暗紫色的血从牙龈中渗透出来，浑身上下青一块、紫一块，两脚肿胀，浑身无力，严重者慢慢死去。当时，曾有数以万计的士兵抛尸荒漠。

无独有偶，1497 年夏天，葡萄牙为了尽快找到一条直接通向印度洋的航道，派出了一支船队，向印度洋进发。在长达 4 个月的航程中，船上的水手也得了同样的怪病。从里斯本出发时共有 110 人，4 个月中就死了 60 多人，而且死亡前的症状几乎一模一样，先是牙龈出血，皮下青紫，浑身无力，不久发烧梦呓，然后就慢慢死去。究竟是什么病魔

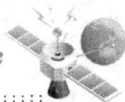

夺去了这些士兵的生命呢？这真是个谜。

后来人们才知道，古罗马战士在沙漠上得的怪病和葡萄牙水手得的怪病，都叫坏血病。

16世纪以后，医生们开始注意和研究坏血病的病因，希望能从中找出治疗这种怪病的有效措施。

1747年，英国医生林德以海军军医的身份，随船队出海远航。作为军医，林德当然十分关心海员长期在海上航行会出现的种种病症。对于上述的"怪病"，他也常常思考怎样才能找到防治这种病症的办法。林德分析了海员们在海上生活的饮食情况，心想，这可能与他们的食物有很大的关系。海员们长期在海上航行，吃的都是粮食和一些腌制的鱼肉类，而新鲜的蔬菜和水果是吃不到的。是不是因为饮食中缺少蔬菜、水果才导致这种疾病的发生呢？林德决心在漫长的海上航行中做一次实验。

林德在海员中选择了12名症状相似的坏血病患者作为实验对象，将他们分为6个小组。对每个小组的成员，全部给予同样的基本食物，此外，每组分别添加不同的食品，然后进行观察。实验结果发现，食品中添加柠檬、柑橘类水果的这一组，治疗效果最明显，其次是吃苹果汁的小组。

林德军医在18世纪中期采用的对照实验方法，是现代医学中的首创。从实验结果分析，林德得出结论，认为橘子中含有治疗坏血病的物质。他也是最早注意到坏血病的产生原因的大夫。虽然那时的医学界还没有提出维生素的概念，然而事实上，林德已经注意到了坏血病是由于食品中缺乏新鲜蔬菜、水果等引起的。林德在1753年出版的名著《论坏血病》和1757年发表的《维护皇家海军海员健康的最有效方法》论文，在当时的医学界很有影响。

到19世纪30年代，医学界已经发现了维生素，对维生素与身体健康关系的认识日益深刻和丰富。1832年，匈牙利科学家艾伯特·森特·乔尔吉和匹兹堡大学的查尔斯·金两位博士从维生素中分离出了纯净

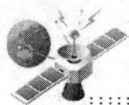

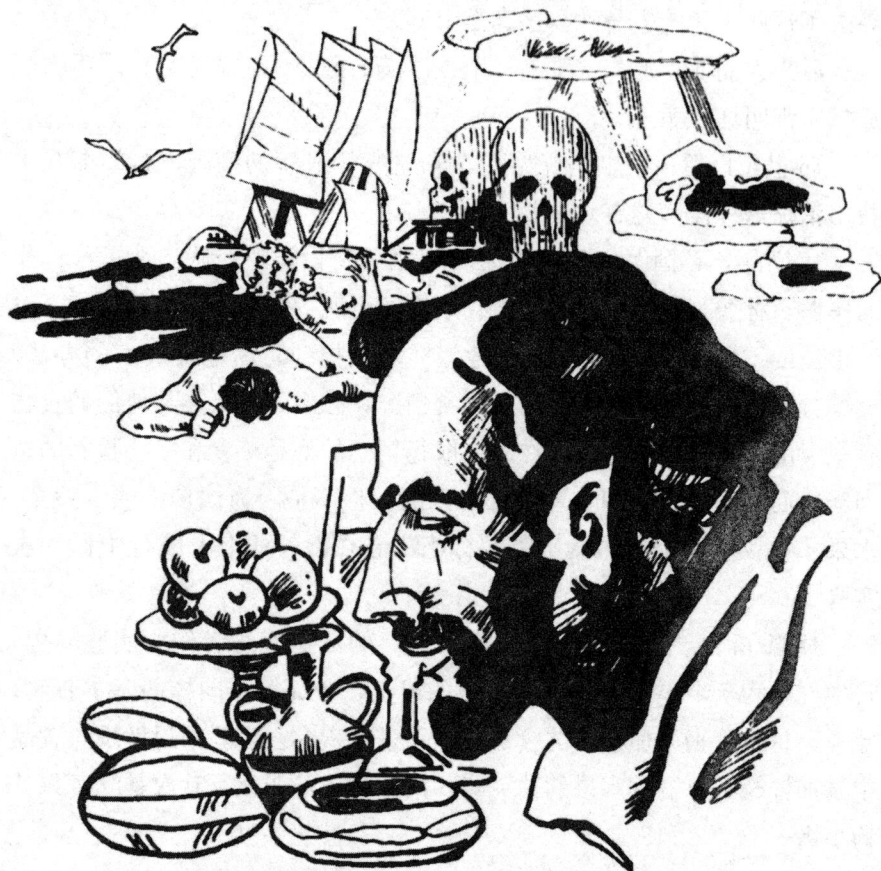

造成大量的神秘死亡，原来是因为缺少橘子

维生素C，现在航海中海员们出现坏血病的现象已经见不到了。

在我们今天的生活中，对维生素C的了解已经是一种很普通的常识了。它主要储存在新鲜的蔬菜、水果中，我国的野生水果，如刺梨、中华猕猴桃、沙棘、酸枣等，都是维生素C含量很高的水果，柑橘中的维生素C也不少，一般的蔬菜中也有。所以，只要在日常生活中注意常吃蔬菜、水果，就不至于出现缺乏维生素C的症状了。

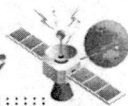

36　小鸡为什么流血不止

　　丹麦生物化学家达姆在哥本哈根工艺学院化学系毕业后，担任了病理生理实验室讲师。这份工作，使达姆对人和动物身上与病理、生理有关的一些现象都特别注意和关心。

　　1929 年，在哥本哈根大学医学院工作的达姆用脂溶剂提取法除去饲料中的胆固醇，之后用来喂小鸡，目的是想研究胆固醇与生物健康的关系。实验刚开始就发现小鸡出现了异常：它们的皮下、肌肉之间和其他器官都有出血现象。把鸡的血液抽取出来检查，发现小鸡血液的凝血时间比正常小鸡的凝血时间长。达姆想，这些小鸡吃的食物是去除了胆固醇的，是不是因为食物中缺少了胆固醇而使血液的凝血时间延长了呢？于是达姆又在鸡的饲料中增加了胆固醇，但小鸡的出血现象并未停止。达姆于是又在饲料中增加了亚麻仁油、甘油三油脂，还加喂了柠檬汁或注射维生素 C 针剂，均未能制止小鸡的出血现象。这样的研究一直折腾了达姆 5 年。

　　这种状况终于促使达姆猜想到，这一定是小鸡的身体里缺少一种使血液凝固的物质。

　　那么，小鸡流血不止的身体里究竟缺少什么物质呢？当时的医学界已经先后发现了维生素 A、维生素 B、维生素 C、维生素 D，所以达姆分析后认为，流血不止的小鸡的身体里一定缺少某一种尚未发现的维生素。于是，他开始了对能促使血液凝固的维生素的寻找。

　　由于是一种寻找式的研究，达姆只有探索性地进行。他开始变换着用各种饲料喂这只小鸡，都没有成功。探索性的实验一直进行了 5 年。

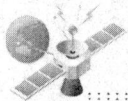

直到 1934 年的夏天，达姆变换着用猪肝和亚麻仁油饲养病鸡，收到了良好的效果，病鸡出血后不再流血不止而是较快地凝固了。于是达姆肯定，流血不止的鸡所缺少的维生素，一定是储存在猪肝和亚麻仁油里，他给这种维生素取名凝血维生素。按照德语的拼法，"凝固"一词的第一个字母是"K"，于是就把这种凝血维生素命名为维生素 K。

接着达姆就开始从猪肝和亚麻仁油中分别提取维生素 K，可是没能取得成功。这时达姆又发现了一个使他感到困惑的现象，那就是农家在园子里散养的鸡，并没有这种出血后血流不止的怪病。这是怎么回事？达姆想，农家喂养的鸡都是在园子里自己随意找食吃，那么，是不是园子里的某种植物中含有凝血维生素呢？于是他又将研究的方法改进为从青菜中提取维生素 K，结果倒真是从青菜中提取出了维生素 K。

与此同时，美国有一位生物化学家多伊西，也在对维生素进行着研究。1939 年，他从鱼粉中提取出了维生素 K，它们也有凝血功能。于是人们将达姆从植物中提取出的凝血维生素称为维生素 K_1，把多伊西从动物中提取出的凝血维生素称为维生素 K_2，后来又有人研究出用化学方法合成的凝血维生素，它就直接叫维生素 K 了。

维生素 K 的发现和提取给临床医学带来福音。它可用来防治新生儿的自然出血症，还可使缺少维生素 K 的患者及时得到止血的处理，手术前应用可减少出血；维生素 K 还有镇痛作用，对内脏中胃管痉挛、胃痉挛、肠痉挛等绞痛，也有解痉作用，用于胆结石症和胆道蛔虫引起的绞痛，效果尤为明显。

达姆和多伊西这两位生物化学家，由于他们发现和提取出了维生素 K，在医学上作出了重大的贡献，共同获得 1943 年诺贝尔生理学和医学奖。

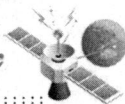

37 糖尿病和胰岛素

什么是糖尿病？糖尿病是一种内分泌疾病，我国古代称之为"消渴症"。由于糖尿病患者的尿液中带有大量的糖分，带有甜味，所以这种病也被称为"糖尿病"。据说，最初在秘鲁，民间医生常用一种奇特的方法诊断糖尿病，他们把当地一种蚂蚁放在病人尿液旁边，如果蚂蚁向尿液爬去，说明病人得的是糖尿病；反之，就可排除病人患糖尿病的可能。

一旦得了糖尿病，病人整天会觉得饥饿难忍，食欲很旺，饭量很

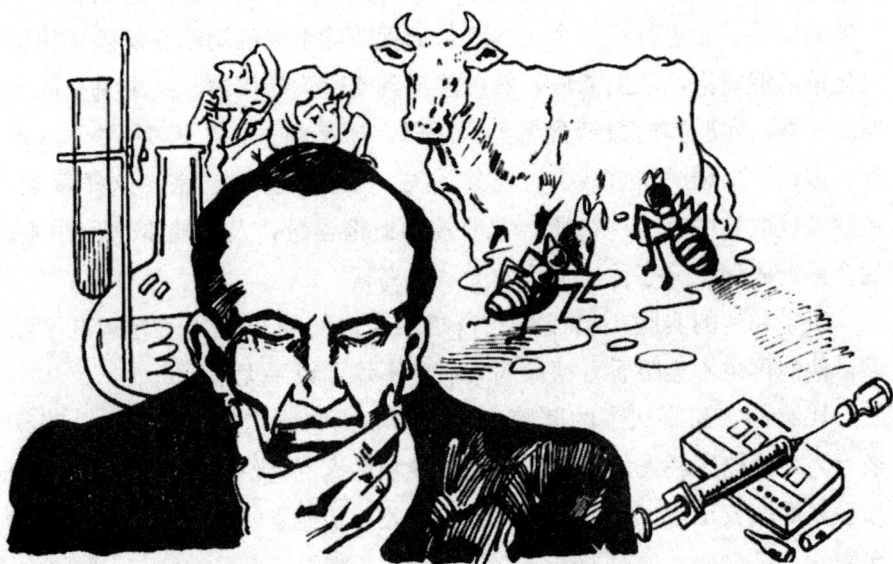

如果蚂蚁爬向尿液，病人得的就是糖尿病

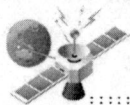

大，而且尿多，饮水也多。但是尽管病人吃得多、喝得多，人却一天天瘦下来。

人为什么会得糖尿病？有什么办法能治疗糖尿病？这些问题自 19 世纪末以来一直困扰着医学家们。到 20 世纪初，科学家们已经证实，胰腺（俗称胰脏）与糖尿病有直接的关系。在这些作出贡献的科学家中，加拿大人班亭是最有成就的一位。

班亭是个外科医生，他在从事医疗工作的同时，对糖尿病也做了深入的研究。他先用动物做糖尿病的实验。他把一只健康无病的狗麻醉后，打开它的腹腔，在狗胃的后下方，找到了胰腺，然后把狗的胰腺摘除。

在以后的日子里，班亭和他的助手连续地对实验狗进行每天 24 小时的观察，并做了详细的记录。被摘除胰腺的狗食欲旺盛极了，不停地吃，还不停地饮水，不停地尿，可是体重却一天天减下来，其症状同人的糖尿病症状一样。

看来患糖尿病与胰腺确有关系，实验的第一个目的已经达到。班亭和他的助手开始进行第二个实验。他们把摘除下来的狗胰腺研碎，用稀氯化钠溶液浸泡，取出清液，然后注射到实验狗的体内。结果完全同预期的一样，实验狗的血糖含量大大下降，尿糖消失，"三多一少"（多食、多饮、多尿、体重减少）现象消失，一切都正常起来。这样看来，在胰腺提取物中有一种物质，它能控制血糖含量，人若缺少这种物质，就会得糖尿病。班亭称这种物质为"胰岛素"。

班亭和他的实验小组成员兴奋极了，他们的辛勤劳动终于有了结果，他们再也不会眼看着糖尿病人痛苦不堪而束手无策了。

1922 年，班亭从牛的胰腺中提取出胰岛素。在多伦多医院，班亭亲手为一位糖尿病人注射了他提取的牛胰岛素。这位叫哈维的病人血糖几乎立即恢复正常，病情迅速好转。从此，胰岛素就在临床中广泛应用起来。

1965 年 9 月，我国首次在世界上人工合成胰岛素。1978 年 6 月，

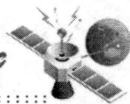

美国哈佛大学的吉伯特教授利用遗传工程技术，成功地使大肠杆菌产生胰岛素。同年 9 月，美国科学家伊塔库纳利用大肠杆菌试制出胰岛素。看来，人工制造药用胰岛素的时期已经不远了。

尽管科学在不断发展，时代在不断前进，但人们永远不会忘记为制服糖尿病而作出重大贡献的加拿大外科医生——班亭。

38 苍蝇叮在尿上的发现

对糖尿病的研究，发现苍蝇叮在尿上也曾给医生以启发。那是1889 年，在德国斯特拉堡医院。一天，德国医生梅林和俄国病理学家明科夫斯在散步中无意发现，有许多苍蝇叮在一滩狗尿上。人走过去，苍蝇受惊飞走，人走远了，它们又恋恋不舍地飞回到这滩狗尿上。

只见过苍蝇爱叮粪，却没见过苍蝇爱叮在尿上的。那么，狗尿有什么东西能如此吸引苍蝇呢？这一不平常的情况引起两位科学家的注意。他们通知助手进行检查，原来被苍蝇叮住尿的这只狗，它的胰腺因为实验的需要而被摘除了，再检查这只狗的尿的成分，发现尿中含有正常的狗尿中不含的糖，而且含糖的量相当高。原来那滩狗尿之所以吸引苍蝇，是因为其中含有糖。

这一意外的发现使两位科学家惊喜万分，因为当时他们在医学上研究的课题，正是要弄清人体中的胰腺的消化功能。当然不能直接用人的胰腺来做实验，只能先用动物的来做。于是他们将实验狗的胰腺割去，看看这对狗的消化功能发生什么影响。现在，却从一个未曾被注意的现象发现，原来消化中缺少胰腺分泌的物质的帮助，动物就不能吸收从食物中吃进去的糖，从而将糖通过尿液排出体外，形成含糖量颇高的

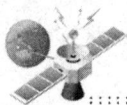

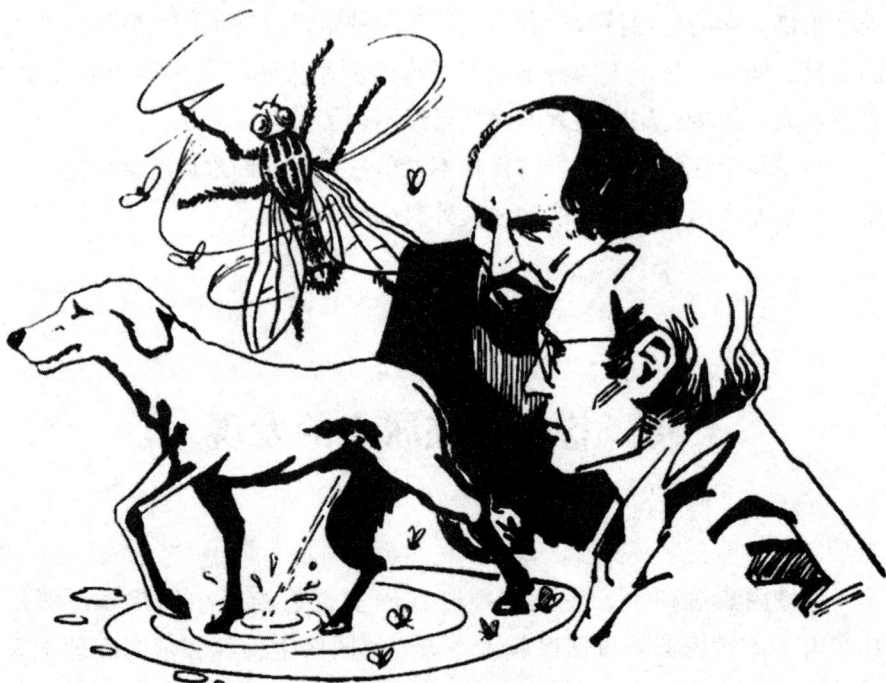

苍蝇为什么要叮在尿上

糖尿。

　　这一发现同时也揭露了一个长期困扰大夫的秘密。失去胰腺的狗的尿液中含糖的现象，使人们认识到，糖尿病是由于胰腺失去正常的功能而引起的。这一发现吸引了不少生物学家和医学家去研究胰腺的分泌物与糖尿病之间的相互关系。生物学家们逐渐认识到，胰腺中有许多细胞团，好像分布在江湖中的岛屿似的，被称为胰岛。而从胰岛中分泌的物质，参与人体的新陈代谢工作。医学家们一直在努力探寻，从胰岛中分泌出的物质是怎样的一种东西。

　　1922 年，正在研究糖尿病的加拿大外科医生班亭设计了一个实验，他从狗的身体里取出胰腺，将它切成小片，在冰冻条件下碾磨成泥状，再加入 100 毫升的盐溶液。然后将这种溶液每次抽取 5 毫升，注射到已切去胰腺并且已表现出糖尿病症状的狗的身体里去，再每隔半小时抽取

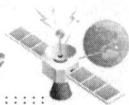

狗的血液，检查其中的血糖含量。他发现在两个小时内，血糖就从0.20%降到0.11%。继续这样治疗下去，这只患了糖尿病的狗，渐渐地恢复了健康。

班亭通过这一实验，给这种从胰腺中提取的物质取名胰岛素。又经过反复研究改进，终于完成从牛的胰腺中提取出较纯的胰岛素，并可用于治疗患糖尿病的病人。

由于这一从生物学上的发现，以及在医学上的成功应用，班亭获1923年诺贝尔生理学和医学奖。

然而，人们对胰岛素的研究并没有因为班亭的成就而划上句号。一位名叫桑格的生物化学家和他的助手塔丕认为，只有弄清胰岛素的分子结构，才有可能人工合成胰岛素，大量提供治疗糖尿病的药物。从1945年开始，桑格主持研究胰岛素的分子结构，直到1954年，终于弄清楚胰岛素是由两条肽链所组成，一条叫A链，上面有21个氨基酸，另一条叫B链，上面有30个氨基酸。

桑格对胰岛素分子结构研究的成果，为人们提供了人工合成胰岛素药物的理论基础。

桑格于1958年获诺贝尔化学奖。

这是因为，桑格的发现不仅为人工合成胰岛素开辟了道路，而且人工合成胰岛素的成功，标志着人类在认识生命、揭示生命奥秘的伟大历程中，又迈进了一大步。

那么，人工合成这一生命的重要物质胰岛素，是由谁完成的呢？它是由我国的科学家，以牛胰岛素的分子结构为突破点，经过6年零9个月的奋战，进行了200步的化学合成，于1965年9月15日首先用人工方法合成的。它是生物学上的一大成就。

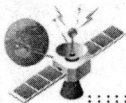

39 神奇的针灸疗法

1983 年 2 月下旬的一天，15 岁的英国中学生安德鲁·瓦茨在一场曲棍球比赛中，意外地被对方的球棍击中了下巴，因此他就得了一种奇怪的疾病，平均每隔 10 秒钟就打一次喷嚏。妈妈急坏了，带着瓦茨遍访名医，可是怎么也治不好。

瓦茨接连地打喷嚏，影响了他的学习，上课时老师说什么，他总是听不全；也影响了他的生活，连吃饭都极不方便。瓦茨本人很痛苦，妈妈也愁得不知怎么办才好。

后来，有人向他妈妈介绍说，利物浦有一位阿瑟顿医生，也许他能治这病。于是，妈妈带上瓦茨，找到了阿瑟顿医生。阿瑟顿是位年过五旬的资深的老医生了，据说，他早年曾去过东南亚，在那里他学会了中国的针灸。

阿瑟顿给瓦茨检查之后，就从医药箱里取出几枚银针，然后在瓦茨身上扎了几针。刚扎下去时，瓦茨只觉得又酸又胀。等起针后，瓦茨突然觉得浑身上下轻松许多，喷嚏也少多了。

后来，瓦茨又到阿瑟顿那里治疗了几次，便不再打喷嚏了。持续了 50 多天的怪病被小小的银针彻底治愈了。这一消息立刻传开了，当地人对中国传统的针灸术由衷信服。

针灸是怎么一回事？中国独特的针灸疗法是如何发展而来的？

针灸疗法原来指的是针刺与灸灼两种方法，但是，由于它们在后来的发展进程中逐渐形成了相一致的地方，即都是按照中医的经络学说，选取有关的穴位进行治疗的，而且两者往往又互相配合应用，所以，针

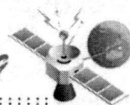

刺和灸灼后来就合称为针灸疗法。

远在新石器时代，我们的祖先就用尖利的石片——砭石，刺压身体表面的某一处地方，或刺破脓肿，以达到治病的目的。这也许就是针法的起源。至于灸法，其起源是原始人在围火取暖的过程中，有时体表遭到灼伤，某些疾病的症状反而减轻了，由此而发展起来的。

在我国古代的许多典籍中，可以看到一些名医利用针灸为病人治病出现的奇迹般的疗效。如《史记·扁鹊仓公列传》中有一段关于扁鹊用针灸抢救病人的精彩记载。这段记载说：

扁鹊在虢国行医，一天听说太子病危，就急忙到王宫探问究竟。只见有人抬来了棺材，看样子，太子已经死了。

扁鹊问宫里管事的：

"太子是患什么病去世的？"

管事的见是太医扁鹊，就回答说：

"太子突然得了暴病，昏厥而死。"

"请问，太子死去已有多少时间了？"扁鹊又问。

"不到半天。"

扁鹊判断，太子不是真死，还有救活的希望。在禀报过大王后，扁鹊仔细察看了太子的气色，切了脉，然后当场磨好针具，就在太子身上的几个穴位扎了针。

说来也怪，过了一会儿，太子竟然真的苏醒过来。

这件事传到宫外，人们奔走相告，都说扁鹊有起死回生的医术。

扁鹊知道后，笑着说："我哪有什么起死回生的医术，太子的病本来就不是死症，我只是用针法帮助他苏醒而已。"

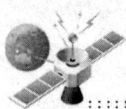

40　王惟一与针灸铜人

　　宋仁宗时期有个医官，叫王惟一。他在太医局里教授针灸，对针灸很有研究。在教针灸课的过程中，王惟一发现历代流传的医书中有关穴位的许多说法都不一致，他深感有必要将穴位的位置、数目、治疗手法及注意事项都统一起来，这样既有利于治病，也有利于教学。为此他多次上书皇帝，最后才得到皇帝的批准，从事统一穴位名称的工作。

　　首先，他根据古医书的记载及前人的经验，再结合自己多年的教学和医疗实践，仔细核对了所有穴位的确切位置，然后加以纠正。他重新确定了 350 个穴位名和 650 多个穴位，据此他画了一幅人体图，将所有的穴位准确地标在图上，这幅图当时称为"明堂图"。

　　有了人体图，王惟一还不满足，他认为人是立体的，平面图并不能全方位地表示穴位的确切位置。于是他萌生了铸造人体模型的想法。他到工场找工匠师傅一起商量。经过周密设计和巧妙制作，天圣元年（公元 1023 年），两具针灸铜人铸造成功了。铜人身上有几百个小孔，每个小孔都代表一个穴位，旁边还注明穴位的名称。铜人体腔内装有能够活动的五

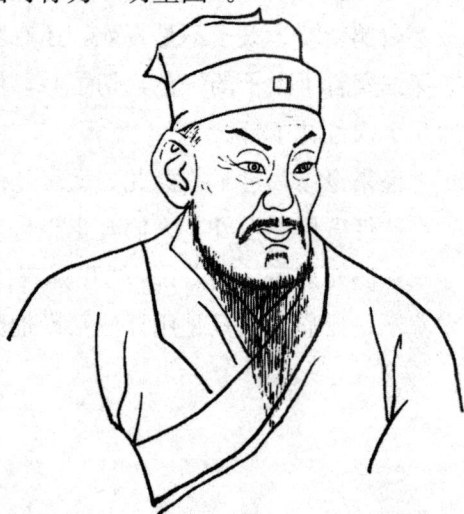

王惟一

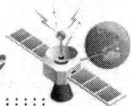

脏，用作教学非常直观。为了说明这个铜人的实用意义，王惟一还写了一部书，叫《铜人腧穴针灸图经》。为了教学方便，王惟一还想了一个办法，在铜人表面涂满蜡，铜人内部装满水。考试时，老师指定一个穴位，学生用针去扎，如果取穴准确，水马上会流出来，如果取穴不准，针就不能刺入。

这两具铜人运抵宫内，朝廷上下一片赞扬声。宋仁宗看后特别喜欢，决定把其中一具留在相国寺以供御览，另一具留在太医局以供教学用。

王惟一的两具针灸铜人的诞生，对统一穴位、提高针灸治疗水平起了很大作用，在学术上的价值也很高。北宋末年，宋王朝被金人打败，宋朝廷只好屈辱求和。和谈时金人指定索要一具铜人作为赔偿。由此，铜人的价值可见一斑！结果一具铜人被掠走，另一具在战乱中也下落不明。元朝建立后，元人又将金人掠去的那具铜人移到太医院里。明英宗时代，因为原来那具铜人已经历了400多年，剥蚀严重，故朝廷下令另外铸造铜人多具。后来，清朝也铸造了多具铜人。现在，全国共有古老的针灸铜人100多具。但宋朝王惟一制作的那具铜人已在1900年被八国联军劫掠去

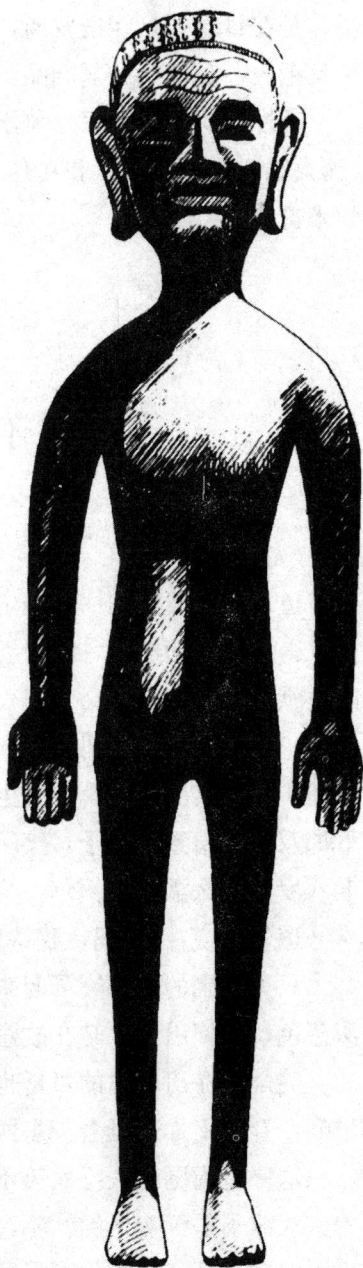

针灸铜人

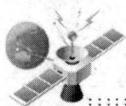

了，是在日本还是在俄罗斯，尚未有定论。现在北京历史博物馆陈列的一具铜人，是明代的复制品。

王惟一对于针灸医疗科学的发展起了很大的推动作用，他所编著的《铜人腧穴针灸图经》和在他主持下铸造的针灸铜人模型，具有很高的学术价值。

41 不痛不痒的疾病

道尔顿是英国的一位著名的原子理论科学家，他在研究原子理论方面取得过很大的成就，为人类揭开原子的秘密和利用原子能作出过极大的贡献！

一天，道尔顿的妈妈过 60 岁生日，道尔顿送给妈妈一条漂亮的围巾和一双厚实的袜子，作为生日礼物。谁知，他的妈妈眯起眼端详了一下那双漂亮精致的袜子，笑了起来："我的孩子，你还以为妈妈只有十七八岁？这么漂亮的颜色，我怎么穿得出去。"

道尔顿说："妈妈，我特地为您选了一双深蓝色的袜子，您能穿！"

只见周围的人都笑了起来，这双袜子明明是红色的，道尔顿却说是深蓝色，他们以为他是在故意跟妈妈开玩笑。

笑声使在房间里的哥哥也跑了过来，他拿起那双袜子，也说："道尔顿，看不出你倒挺会买东西，这双深蓝色的袜子正配妈妈穿。"

这一下周围的人反而笑不出来了，妈妈对哥儿俩说："你们真的看着这双袜子是深蓝色的？噢，可是，这的确是双红袜子啊！"

看来是什么地方出了问题了，为什么别人看上去是鲜艳的红色，而自己和哥哥看上去却是深蓝色的呢？作为一个科学家，道尔顿决心把这

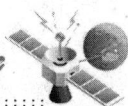

个问题弄个水落石出。

经过很长一段时间的研究，道尔顿终于弄清楚，原来自己和哥哥受遗传的影响，都患有一种先天性的眼睛疾病，对一些颜色不能分辨。他把这种疾病称为"色盲"。为纪念他的发现，英国人把色盲症也称为"道尔顿症"。

色盲是怎么回事呢？原来，各种颜色归纳起来不外乎红、黄、蓝三种。五彩缤纷的世界，千奇百怪的颜色都是由这三种基本色按不同比例合成的。

人的眼睛中，有能感受红、黄、蓝三种色素的视锥细胞，在视锥细胞中分别有对三种色素敏感的感受区。当某一种颜色映入眼睛时，视锥细胞中这种光的感受区反应不明显，或其他光的感受区却异常地产生反应，这样，人对这种颜色的感受就会混乱，即出现色盲现象。例如，当红光进入眼球，红光敏感区被刺激，蓝光敏感区也被刺激；反之，蓝光进入眼球，它也是同样刺激红蓝光敏感区，这就是红蓝色盲。此外还有红黄色盲等。

那么，为什么道尔顿和他的哥哥都有色盲症呢？后来科学家还发现，一般色盲多是由遗传因素引起的，即先天性的，道尔顿和他哥哥的色盲症就是先天性的。

42　体温计的由来

当你身体不舒服到医院就诊时，护士会先递给你一支体温计测量体温。

据记载，世界上第一支温度计是意大利著名的天文学家、物理学家

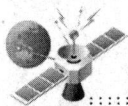

伽利略 1592 年创制的。伽利略最先注意到空气有热胀冷缩的特性，气温高时，空气膨胀，压力减小；气温低时，空气收缩，压力加大。利用这种大气压力的变化，伽利略制成了世界上第一支气温温度计。那是一支有刻度的直形细管，一头封闭，一头开口，封闭的一端是球状的，未封闭的一端插在水中。随着气温的升高和降低，水管里的水柱受到大气压力变化的影响，也会降低和升高。这种变化可以通过水柱上的刻度表示出来。

伽利略曾经用这种温度计测量了一些学生的体温，发现人体的体温大致是相同的。然而这种利用空气压力的温度计使用起来很不方便，也不很准确。

1654 年，伽利略的学生斐迪南注意到液体也有遇热膨胀受冷收缩的特性，于是想到可用液体来指示温度的变化。他做了许多实验，发现酒精在受热时，体积的变化很明显。于是他往玻璃球里灌上酒精，再把玻璃球烘热，赶走里边的空气，最后把玻璃管封死，这样就排除了大气压的影响。斐迪南还大胆改变了伽利略的设计，他把玻璃球放在下端。

为了能看清玻璃管里的酒精，他还把酒精染红。但是当人们拿酒精温度计去测开水的温度时，温度计里却变得一片模糊。原来，酒精的沸点是 79℃，在测量开水时，玻璃管里的酒精早已变成了一团蒸汽，当然就看不清了。也就是说，酒精温度计只能测量 79 ℃以下的温度。

为了解决这个难题，经过多次实验，1659 年，水银温度计开始问世。因为水银（汞）的沸点是 357℃，并且在常温下是液体状态，这就大大增加了温度计测量的范围。

1858 年，德国医生冯德利希首先想到用水银温度计来测量人的体温，从而帮助诊断疾病的方法。但是，当时的水银温度计有一个关键问题没有解决，当水银温度计放在嘴里时，水银柱就上升到实际体温处，一旦取出水银温度计，水银柱又立刻下落。这给水银温度计在临床推广使用带来了困难。

1867 年，英国医生奥尔巴特想出了一个解决办法。他在温度计的

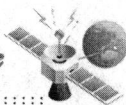

水银球与玻璃管之间特制一个狭口，当体温计里的水银受热膨胀时会沿狭口上升到玻璃管，但当温度计脱离口腔时，玻璃管内的水银会被狭口堵住不能自由下落。这样，就能随时清楚地看到水银柱的刻度，知道病人的体温。这也就是为什么我们每次使用完体温计后要甩一甩的原因，那是为了使玻璃管内的水银从狭口流回到水银球内，恢复正常状况，以便下次使用。

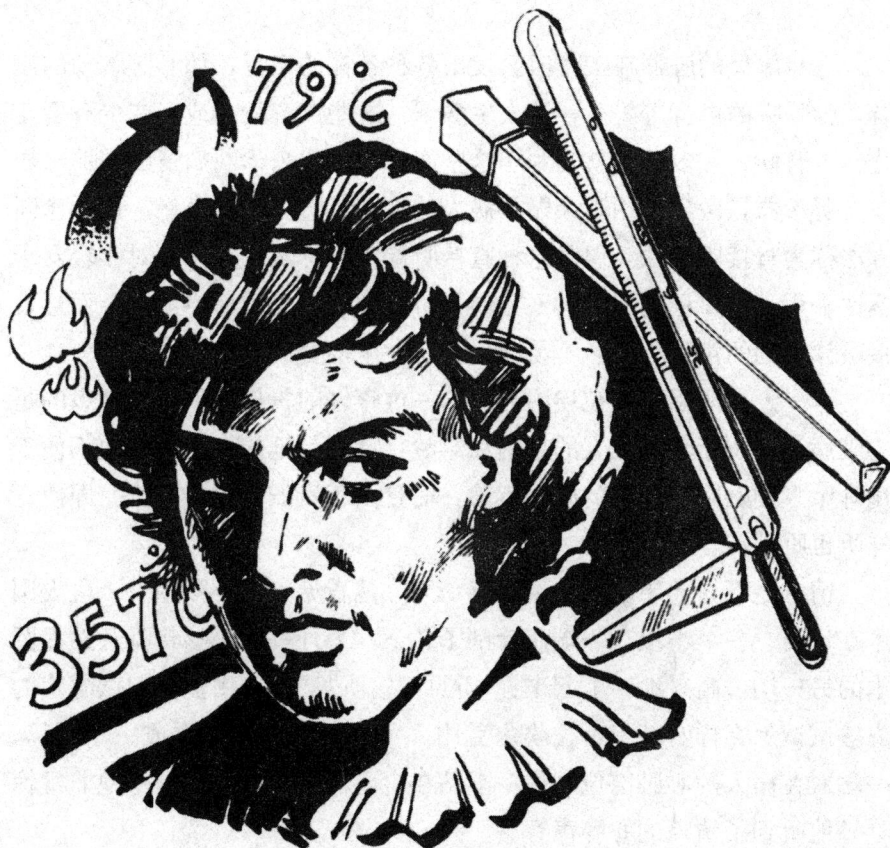

现代的体温计

这样，体温计就正式诞生了，而且很快在临床得到普遍应用，成为医生诊断疾病不可缺少的工具。

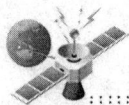

43 得自孩子们的游戏

人身体里的脏器在工作时会发出各种各样的声音，如心脏跳动的声音、肺呼吸的声音等等。一旦人生病了，这些声音就会或多或少有所变化，古时候，许多医生就是利用这些声音的变化来诊断病情的。那时候没有听诊器，医生就用耳朵贴在病人的胸壁，听里面的声音，这种诊断方法称为直接听诊法。但是这种直接听诊法有许多缺点，如对年轻女子不便采用，对重危病人听诊不方便，对传染病病人听诊不卫生，而且直接听诊听到的声音较杂，不易准确辨别发生病变的部位。

有一天，法国医生拉埃内克在给一位年轻的贵妇人诊病，她患的是心脏病。这位年轻贵妇人的性别和年龄，特别是她的身份，使他不便于用耳朵直接贴附在病人的胸部听诊，而且由于贵妇人过于丰满，即使这样听也听不清什么。

情急之下，他想起一件事。有一天，他看见一群小孩围着一段大圆木在玩耍。一个小孩在一端用针刮了几下，另外一个小孩将耳朵贴在圆木的另一端，高兴地叫了起来："听见了，听见了！"用孩子们做游戏的方法试试怎么样？于是，拉埃内克用一个薄薄的笔记本卷成一个圆筒，一端放在病人的心脏部位，另一端贴在自己耳朵上。其结果令他非常惊喜，他听到了清晰的心肺声音。

于是，拉埃内克据此设计了最早的听诊器——长 30 厘米的木制的圆筒，而且一头大一头小。听诊时将大的一端贴在病人的身体上，小的一端贴在自己耳朵上，这样听声响就会更加清楚。后来，拉埃内克又设计制造了好几种不同形式的听诊器，可以分辨出呼吸器官在患病时出现

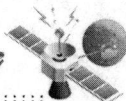

的各种不同的声音，帮助正确诊断肺部各种疾病。

1819 年，拉埃内克将这项发明写进《间接听诊法》一书中。在书中他写道："不但可以用听诊器来检查心脏的搏动，而且也可以用来检查体内各脏器的活动。"

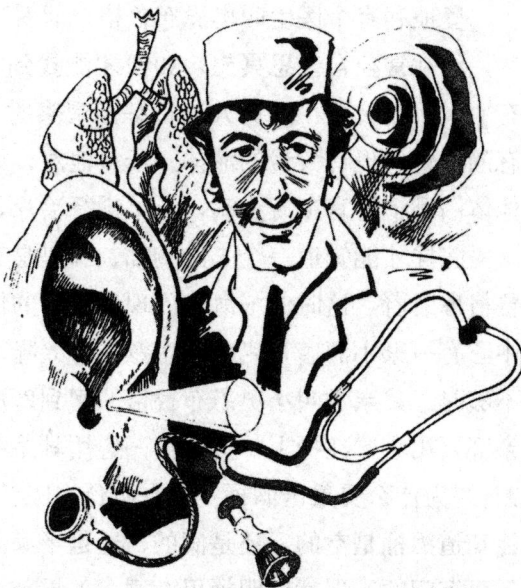

在后来的 100 多年中，人们又对听诊器做了改进。奥地利人斯科达作出了巨大的努力，使当初的简易听诊器变成了今天非常实用的双耳听诊器。我们当中的每一个人，当生病求医的时候，医生都要拿出听筒贴着你的胸部、背部仔细地听一听。别忘了，这项发明是从孩子的游戏中得到启发的。

现代的听诊器

44　叩诊与酒桶

18 世纪以前，医生看病可不像现在，有化验、拍片等一整套诊断手段，当时连起码的听诊器还没发明。医生只能凭经验"察颜观色"，摸摸额头、号号脉搏、看看尿液，虽然也能治好一些病人，但也常有漏诊甚至误诊的。

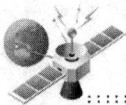

奥地利有个医生叫奥恩布鲁格。面对这种错漏颇多的诊断疾病的方法，他常常独自苦思冥想，如何才能找到一种比较准确的诊断方法呢？有一天，在对死亡的病人进行解剖观察时，他发现有的肺部充满脓液，有的心包里也有大量的液体。于是他想，如果在病人活着时就能诊断出他体内哪个器官患有疾病，及早进行治疗，那该多好啊！

怎样才能知道一个人的胸部、肺里是有病变还是健康的呢？奥恩布鲁格琢磨着。这时他脑海中闪现出儿时的情景：他的父亲在格拉兹的市中心有一家小酒店，店里的生意非常兴隆。每当店堂里生意繁忙、人手不够时，父亲常叫小奥恩布鲁格一起到库房抬酒桶。每次抬酒桶前，父亲都要用小棒在桶上一边叩击一边用耳朵听。好奇的小奥恩布鲁格问父亲："为什么要敲击酒桶？你在听什么呢？"父亲对他说，叩击酒桶，就能知道酒桶是空的，还是满的，还是半满的。如果敲上去发出的声音是低而沉闷的，那就说明桶里有酒；如果敲上去的声音咚咚响，就说明桶

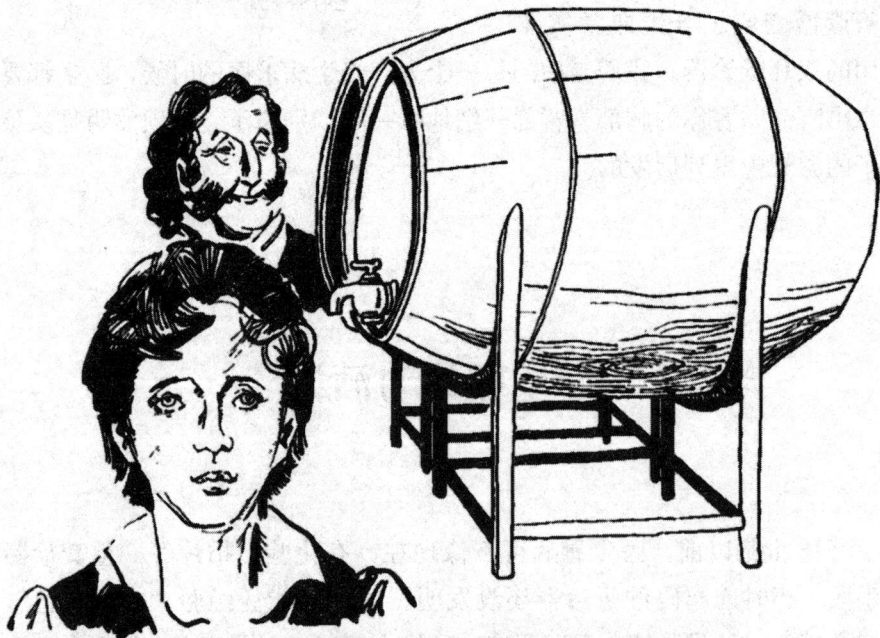

敲敲酒桶，听听声音，就能知道桶里是满的还是空的

94

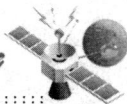

里没有酒；如果是半桶酒，那么有酒的地方和没有酒的地方的声音是不一样的。想到这里，奥恩布鲁格心中豁然开朗。有脓液的肺部与无脓液的肺部是不同的，如果能像叩击酒桶那样，用手叩击病人的胸部，在体外听出肺里是否有脓液，就会及早作出正确的判断。

奥恩布鲁格立刻赶回家，马上对家人进行了叩击胸部听叩音的观察。第二天起，他开始对所有病人的胸部进行了叩击，并仔细听叩击音的变化。叩击的次数越多，他越感到，健康人和病人的胸部声音是完全不同的。这个发现更坚定了他用叩击听音来诊断疾病的决心。

同时，奥恩布鲁格不放弃每一次尸体解剖的机会。在解剖前，他先对尸体进行一番叩击听音检查，做好记录。在尸体解剖后，他对照尸体器官病变情况核对自己的记录，修改不够正确的地方。

通过一个很长时期的实验和观察，奥恩布鲁格逐渐掌握了叩击技术的要领，并积累了一整套行之有效的叩诊经验。1761 年，奥恩布鲁格发表了他的论文《叩击人体胸廓诊断胸腔内疾患的新方法》，系统地介绍了叩诊技术，描述了正常胸部的叩诊音及许多胸腔疾病的即诊音。

时至今日，叩诊法仍是临床常用的一种诊疗手段，特别是在医疗技术落后、设施缺乏的山区和农村，叩诊法仍是诊断疾病的重要手段之一。

45　王清任和解剖学

中国的解剖学起源很早。《黄帝内经》是我国现存的最早的医学理论著作，在这本成书于战国时期的著名医书中，对消化系统各个器官的位置和形状均已有了细致的描述。但是由于"身体发肤，受之父母，不

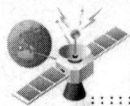

可毁伤，孝之始也"等封建礼教的约束，中国解剖学的发展受到了严重的阻碍。

但是，事物总是在发展的，正如欧洲教会不能扼杀哥白尼的"日心说"一样，我国的解剖学也在封建礼教卫道者的辱骂和重压下不断发展。

清朝有个大医学家，叫王清任，他生于1768年，是河北玉田县人。王清任年少聪敏，医术高明，在京城一带声名大噪。在行医治病的过程中，他深感没有系统解剖知识的不便，曾不止一次地说过："行医看病，不明脏腑，何以遣药用方，这不同盲人骑瞎马一样吗?!"于是他搜集了古代所有的医书，研究书中有关人体脏腑的图形，从中学习书中的解剖知识。

在他30岁那年，河北滦州一带瘟疫流行，每天都有许多病孩被夺去生命。当地的穷人食不果腹，衣不蔽体，只好用一张破草席将死孩裹上，扔在乱坟岗子上。王清任突然想到，何不借此机会，从死尸的身体上观察一下人体的脏腑呢。他顾不上被传染的危险，赶走一群群吃红了眼的野狗，解剖了一具又一具尸体。10天之中，他连着解剖了30具完整的尸体。

王清任还曾三次去刑场观察死刑犯的尸体。平时，他还饲养了许多家畜供解剖研究用，开创了我国解剖史上用动物做解剖实验的先例。

经过了42年的研究，1830年，王清任63岁了，望着书案上堆得高高的一本本笔记，他决心坐下来从事著述。在整理和研究史料的过程中，他发现了古人的许多错误。古人认为肺有七叶，肺下有二十四行气孔，气管

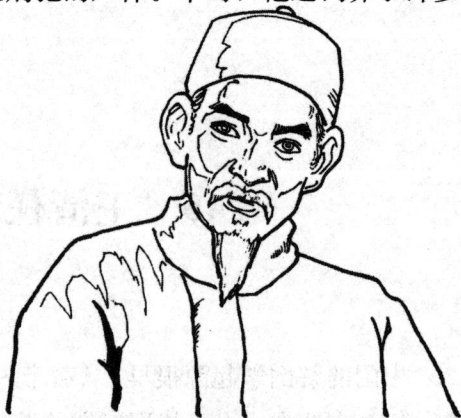

王清任

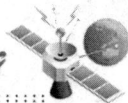

是直接通向心脏的。王清任根据大量观察，发现肺有五叶，左二右三，他还发现气管有两个分支和许多小支气管。此外，王清任还发现了许多过去的医书上从来没有提到过的重要脏器，如卫总管（即腹主动脉）、上腔静脉、颈总动脉、肾动脉、肠动脉、幽门括约肌、总胆管、胰脏、十二指肠等，此外，他还发现了视神经。他多么想早日把这些发现写进书里，但是认真的王清任总是想能多掌握些材料，多解剖些尸体，所以时间一天天拖了下来。

这时，王清任的身体很不好，长年的艰辛使他看上去极度衰弱。但是王清任潜心著书，累了就歇一会；病发了就一边吃药一边写作；半夜里醒了想起什么，立即穿衣起床伏案疾书。几百个日日夜夜，几多汗水和心血，王清任尽毕生精力写成了医学巨著《医林改错》。1831 年，王清任由于过度劳累，在北京逝世。

《医林改错》是我国中医药宝库中的一块瑰宝。虽然受到历史条件的限制，书中不可避免地存在着一些错误，但这些都无损王清任在中国医学史上的功绩！

46　坐在天平上的人

大约在 400 年前，科学家已经注意和认识了人类许多生理现象。如当时的医学书上写着，皮肤能排出“看不见”的汗。这个观点是否正确？意大利生理学家圣托里奥决心做个实验来验证这个观点。

圣托里奥 1561 年出生，1582 年获帕尔瓦大学医学博士学位，在医学上有许多发现和发明，还设计和改造过多种医用仪器。

圣托里奥设计了一台很大的类似小屋但又十分精密的天平。他可以

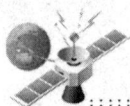

经常在上面工作、吃饭和睡觉，以便于测量体重的变化情况。他有两位助手协助他进行实验。

清晨，实验开始了。在两个助手的搀扶下，他坐进了天平的一端。一个助手记录下他的体重，另一助手为他送上早饭。早饭吃过后，圣托里奥的体重增加了，显然，这增加的部分就是他吃下的早餐的重量。过了一会儿，助手为他端来了便盆，他解完了大小便，体重开始减轻。显而易见，这减少的部分是他的大小便的重量。接下来的几小时，奇怪的现象发生了，圣托里奥既没有大便，也没有小便，可是他的体重在慢慢地减轻。中午，吃完午饭，圣托里奥的体重又上升了。接着在整个下午，他的体重又在慢慢地减轻。

一连三天，都是这样，那台大天平几乎没有一刻能保持平衡，天平另一端盆子里的大砝码一直不停地在增减着，助手把这些数据都清清楚楚地记录了下来，并且制成表格，画出了曲线。

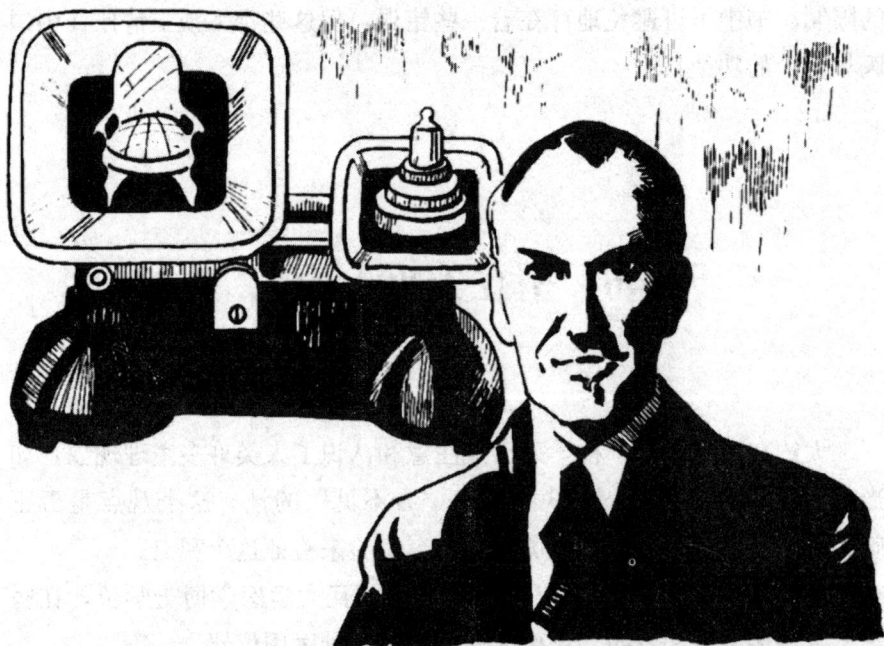

圣托里奥设计了一台天平，测量人体在一天中体重变化的情况

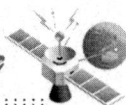

圣托里奥的这项实验，进行了长达30年。最后他得出结论：肉眼可见的排泄量少于摄入量，那神秘消失的体重看来正是"看不见"的汗，他称为"不显汗"。而且，"不显汗"的量还随一些因素的变化而改变，如寒冷时或睡眠时，"不显汗"的量减少，在酷暑、醒着甚至兴奋时，"不显汗"的量又可增多。

在当时，圣托里奥的实验成功地验证了"皮肤能排出看不见的汗"的观点。设计这样一个实验是很不容易的。这个实验的真正意义，实际上可以说是人类第一次进行的人体基础代谢的实验研究。

47　奇妙的生物电现象

火力能用来发电，水力能用来发电，核动力装置也能发电。但是，你也许没想到，生物体也会发电。其实，生物发电这个现象早就被人们察觉到了。公元前300多年时，亚里士多德最早发现，地中海的一种叫电鳐的鱼能够发电。以后人们又陆续发现尼罗河的电鲶、美洲的电鳗都有放电现象。这种由生物发出的电叫生物电。

近代生物带电现象的发现和研究是18世纪末的事情。当时，意大利布洛那大学有一位医学博士、解剖学教授，他叫加伐尼。有一天，加伐尼博士做完了一天的实验，在收拾东西。他用铜钩子钩住剥了皮的青蛙的大腿，准备把它挂起来。突然，那蛙腿像受到什么刺激似的猛地收缩了一下，死了的青蛙怎么会动呢？这真是令人费解的事。博士也不下班了，他把蛙腿重新放到解剖用的铜盘里，然后用解剖刀碰触蛙腿，蛙腿又发生了抽搐。加伐尼由此想起在做静电实验时，如果不慎触电全身肌肉产生收缩的情景。加伐尼因此认为，蛙腿的抽搐很可能是因为受到

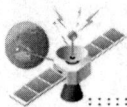

了电击。但是，哪儿来的电呢？

过了些日子，在另外一次实验中，加伐尼的一个助手在用解剖刀触碰青蛙后腿的时候，无意中接通了电路，在附近的格里凯起电机上立刻出现了一串电火花，青蛙后腿又猛烈地抽搐起来。这次蛙腿在电流刺激下产生的抽搐情景，与加伐尼那次是一样的，看来在青蛙体内确实存在着一种电。

加伐尼经过仔细观察和反复研究，又认真总结了其他一些学者的研究结果，在1791年发表了一篇论文，正式提出了"动物电"现象。

时至今日，"动物电"的现象人们早已研究过了。电鳐、电鲶、电鳗等之所以带电，是因为它们具有特别的发电器官，这些发电器官是由许多电板组成的。电鳗的发电器官含有的电板数多达五六千个，这些电板同时放电可以产生600伏的电压，输出功率最大可以达到100瓦，对它周围的其他生物能产生强烈的"震击"作用。难怪它能将接近它的"敌人"击跑以保护自己，同时也利用这个方法捕获食物。

"动物电"的学说被大家承认后，一些医学家便又提出，人体中是否有电？答案是肯定的。现代生理学告诉我们，人的每一次生理活动都会产生生物电现象，细胞就是人体内的"发电机"。据研究，肌肉细胞在活动时能产生120毫伏的电位变化，整块肌肉活动时，产生的电位变化就更大。如果精密灵敏的肌电仪将这些电位变化记录下来的话，那就成了肌电图，可供医学上诊断疾病用。

人体的每一个器官在进行活动时，都会发生电变化，例如胃在进行消化活动时产生的电变化叫做胃电，同样的还有心电、视网膜电、耳蜗电、嗅电、脑电等，这些都是生物电。

生物电是生命存在的标志，它是宇宙间一切活着的机体所共有的基本特征。人的生物电现象对研究人本身的生理、生命及健康状况，都有着重要的意义。脑电图、心电图等正是大脑、心脏等部位电位变化的记录，医生根据这些记录就能判断人们的健康情况。

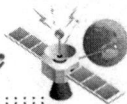

48　一种眼睛看不见的光

"咦！荧光板怎么放光了？"

物理学家威廉·康拉德·伦琴在暗室里正在做高压电流通过低压气体玻璃管的实验。突然他发现，放在玻璃管附近的一块纸板上有着荧光一样的光芒，这块纸板上涂有氰化铂钡，伦琴把它叫做荧光板。

伦琴赶紧检查了一下玻璃管，完全密封，没有一丝光外泄。

他再试了一次，结果还是一样，荧光又出现了。伦琴关掉电源开关，荧光消失了；当他打开开关时，荧光重又出现。

这是怎么一回事？

伦琴反复思考着这个现象。经过深思熟虑后他初步认定：当高压电流通过低压气体玻璃管时，产生了一种眼睛看不见的新射线。它能穿透普通光线所不能穿透的纸板，并且能使一些物质如氰化铂钡发出荧光。

由于伦琴当时对这种射线的特性几乎一无所知，所以就用代数中代表未知数的"X"命名，称它为 X 射线。直到今天，我们仍然沿用这个名称。

伦琴对这种射线做了进一步的研究。他拿起桌上很厚的一本笔记本，放在玻璃管和荧光板之间，荧光仍旧出现。他又用一块薄木板试验了一下，荧光照样出现，只是稍微弱了一些。接着，伦琴又用磁铁对 X 射线进行试验，发现射线并不弯曲。

试验中，伦琴突发奇想，把自己的手放在了玻璃管和荧光板之间。这时，荧光板出现了手骨的影子，伦琴非常惊愕：难道这种光线能穿透我的肌肉，显现出了我的手骨？

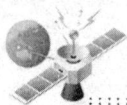

通过大量的试验，伦琴弄清楚了：这种 X 射线是直线传播的，它可以穿透密度较大的物体，如纸张、木板、皮肤、肌肉等，唯独金属和骨头很难穿透，而金属中的铅最不容易穿透。X 射线是一种波长极短的电磁辐射，它具有使荧光屏或照相底片感光的能力。

伦琴继续对 X 射线进行了研究。在 1895 年 12 月 22 日，他完成了第一张 X 射线照片，照片上是他妻子带着指环的手。

维尔茨堡医学协会在 1895 年 12 月 28 日承认了伦琴的发明。两个月后，这项发明便传到了世界各地，并得到了应用。在医学上，X 射线主要用来诊断。在荧光屏上直接观察病灶叫做透视；在荧光屏前放置感光胶片，X 射线会使胶片感光，胶片有身体的轮廓，这叫做 X 射线摄影。X 射线除了用于诊断，还可以用于治疗许多疾病，用 X 射线对准患者病灶部位进行照射，可以收到意想不到的疗效。X 射线在医学上的作用是很大的。

后来，人们为了纪念伦琴的这一巨大功绩，也把 X 射线称为伦琴射线。瑞典皇家科学院于 1901 年 11 月 2 日，在斯德哥尔摩将 1 万多美

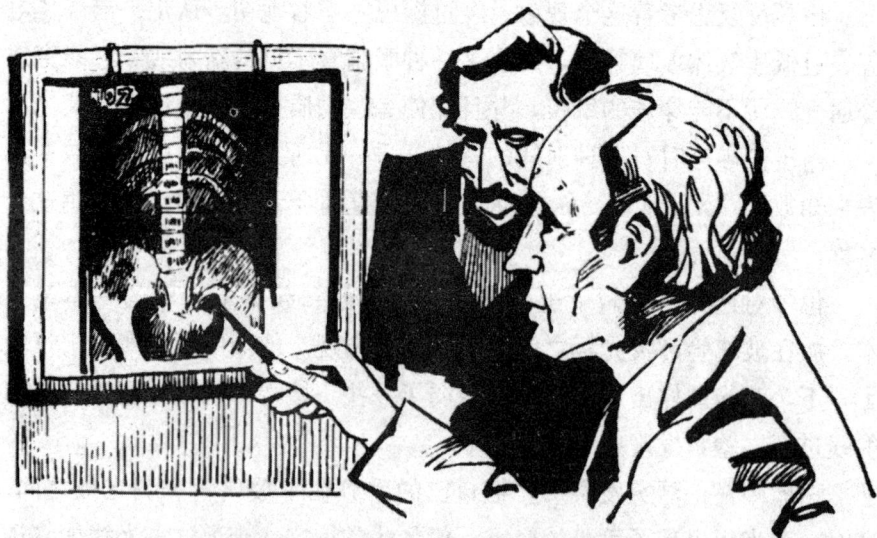

现在的 X 射线摄影，在医学上的作用很大

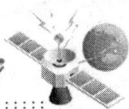

元的诺贝尔奖金以及一张获奖证书和一枚奖章授给了伦琴。

49　心电图的诞生

　　自从科学界认识到生物体内存在着生物电以后，医学界就有人在想，人的心跳是由于心肌纤维电压改变而产生的心脏的带电现象，这是不是有一定的规律，能不能将这种规律找出来，记录下来，以帮助大夫诊断病人的心脏功能是否正常呢？

　　1903年，荷兰生理学家爱因索文在雷登大学用一个简陋的电压表，首次测得人的心脏的电压变化。因为这种测得电压变化的曲线呈现出三角形曲线，从而被称为"爱因索文三角"，指的就是最早发明的心电图。

　　但是到了1950年，一位物理学教授给《不列颠医学》杂志写了一封信，述说了她的父亲华勒第一个发明心电图的情况。

　　那是1887年，在英国圣玛丽医院当生理学讲师的英国生物学家华勒，在研究各种动物的心脏之后，发现所有动物心脏的跳动都是心脏的心肌纤维自动地按时发出有节奏的激动，由此产生心脏的规律性收缩，也就是心肌的规律性电活动产生的微弱电流，传布到全身。华勒于是想到，这种电流是否可以测量出来呢？

　　华勒想，如果利用人的肢体作为电极，那一定是可以测出电压变化的。于是，华勒就将自己的右手和左脚浸入到两个盛有盐溶液的盆里，与两个静电计的两个电极相连接。就这样，华勒看到一个极其令人兴奋的景象——那个带有心脏搏动的水银柱呈现出脉动现象，它也就是世界上的第一个心电图。这个实验就是在英国圣玛丽医院试验室中进行的。

　　华勒的女儿记载的这段事实经过，是她的父亲华勒于1915年在圣

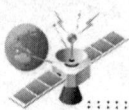

玛丽医院谈起的。华勒曾在 1887 年将自己发明心电图的研究成果写成论文，刊登在英国《生理学》杂志上。但不知由于什么原因，未曾引起重视，因而这一成果被埋没了 60 多年。不过由此我们也可以认为，由于华勒女儿的重新提出，使心电图的发明提前到了 19 世纪末。

心电图是诊断一些心脏病，尤其是心肌梗塞的重要实验手段。通过心电图，对各种心律失常可以作出正确诊断，而且是惟一的诊断手段。心电图可以帮助医生了解心脏出现异常现象的原因，如心房、心室肥大，或者心肌的疾病，如心包炎，或者是由于全身的疾病从而影响到心脏的功能，或者是由于药物及电解质紊乱，尤其是钾离子对心脏的影

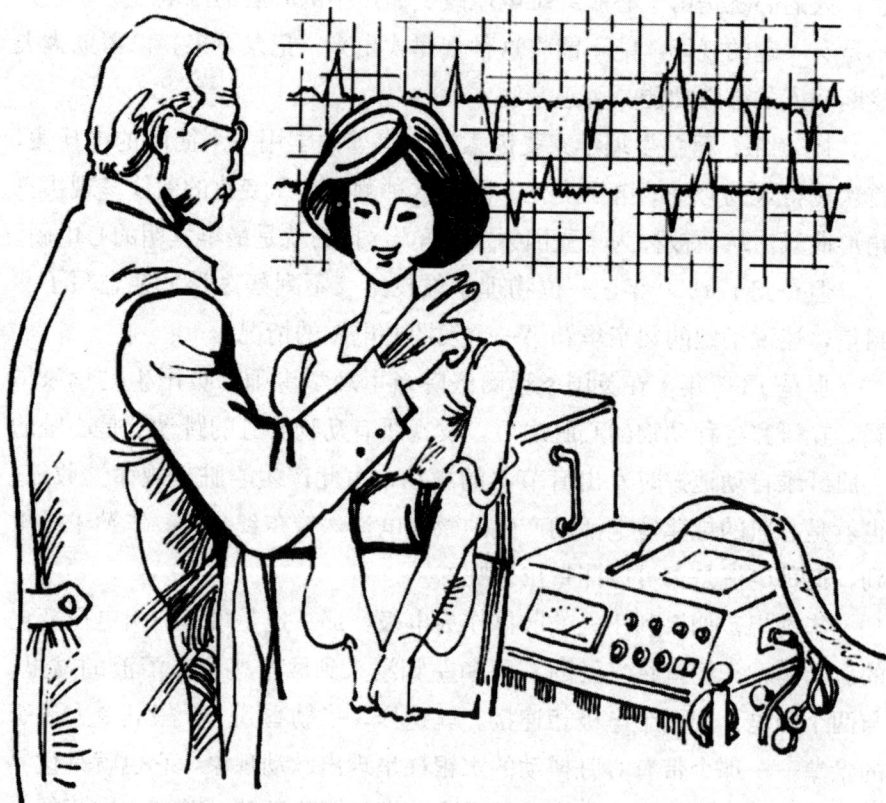

心电图检查可以帮助大夫了解心脏的功能是否正常

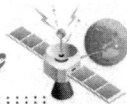

响。此外，心电图也可以用于对心脏起搏器的工作状态加以监视和检查。

直到现在，我们仍然可以在生活中或者是从电视上看到心电图应用的情景。成人在进行体检的时候，也免不了要做一次心电图检查，以便确认心脏是否正常、健康。

当然，今天的心电图设备比起1887年华勒当年进行的第一次实验，有了很大的进步，然而并没有离开华勒最初设想的原理。

50　插根导管到心脏

20世纪初，德国有个年轻的外科医生叫华纳·福斯曼，他在科学上是一个勇于探索、不断追求的人。

在临床实践中，福斯曼发现，由于医生不能准确了解心脏病变的情况，所以他们很难对各种心脏病作出正确的诊断，也无法对症下药。大部分医生都是凭经验治疗心脏病的。

如何才能了解心脏病变的真实情况呢？福斯曼长久以来一直在思考着这个难题。有一天，突然一个想法涌上心头，用一根细细的橡皮导管，缓缓地沿着血管通到心脏，这样，医生在体外不就能准确诊断心脏的疾病了吗？想到这里福斯曼非常兴奋，他决定立即进行实验。

第二天，他用一根很细的橡皮管，从一具尸体的臂静脉里插进去，直插到心脏。然后他又连续试了好几次，橡皮管也都顺利地到达了心脏。

第一步实验成功了，福斯曼高兴极了，但他并不满足。尸体里插管子能行，活体里行吗？于是他开始寻找实验对象，然而没有人愿意接受

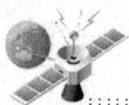

这项实验。眼看着实验进行不下去，福斯曼很焦急，他决定在自己身上做实验。当听到这个消息后，亲友和同事都劝他放弃这个想法。福斯曼不理会这些，他说服了一个医生来帮助他。

1929 年的一天，那位医生将福斯曼的右臂肘部消了毒，切开他的臂静脉，然后将无菌的橡皮管缓缓地插进静脉里。开始时，实验进行得很顺利，橡皮管向里推进着。可是当实验进行到一半时，那位医生紧张得难以自控，脸色也变了。他无法继续向前推进橡皮管，竟又把橡皮管抽了出来。这次实验宣告失败。

福斯曼并不是个遇到困难就轻易退缩的人，他决定自己一个人来完成这项实验。在实验室里，他将一根细细的橡皮管插进自己的臂静脉，然后通过荧光屏前的镜子，观察和掌握橡皮管在静脉里的插入进程。只见橡皮管一点一点地前进着，10 厘米，20 厘米……橡皮管的顶端终于通到心脏了，这时福斯曼感觉有一点不舒服，但他并不慌张，他意识到自己成功了。为了使同事们相信他的实验结果，他带着插在静脉里的橡皮管，走过一间间实验室，然后走进透视室里，请 X 光医生为他拍了 X 光所显示的照片。

福斯曼写了篇论文，讲述了他在自己身上所做的心脏导管术实验，说明这种方法对人体无害；并指出用这种方法可以测量人体心脏内各个腔室的压力，可以分别抽取右心和左心的血样进行氧含量的测定，并根据每分钟的氧消耗量来计算心脏每分钟的排血量。他还提出，如果将不透射线的物质作为造影剂，通过心导管注入心脏，就可以进行心血管造影，这对于诊断各种类型的先天性心脏病，具有非常重大的意义。

1930 年，福斯曼果然用这种方法给一只活着的狗进行了心血管造影。

福斯曼的一系列实验，为研究循环系统的病理变化开辟了新的道路。但是，福斯曼当时的这种大胆实验被认为是鲁莽冒险的行为，他受到了严厉的指责，不得不放弃了心脏病学的研究，而从事其他工作。后来，美国的库尔南和理查兹两位医生将福斯曼的实验加以修改完善，发

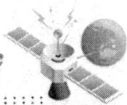

展成心导管术，提高了对心脏病诊断的准确性。1941 年开始用于心脏病的检查，使病人得到及时的治疗。

1956 年，福斯曼、库尔南和理查兹三人因此共获诺贝尔生理学和医学奖。

51　窥视身体内部情况的镜

当人身体内部的组织发生病变时，大夫仅仅依靠外部的检查或只听听病人的口述。实际上，这还是不能准确地了解病情。于是人们特别希望能亲眼看到身体内部的某个组织，看看那里究竟发生了什么情况。于是就有了医学检查器械中内窥镜的发明。

关于内窥镜发明的历史，都认为最早是为了给病人检查尿道。据《中国大百科全书》（现代医学卷）记载说，它是在 1806 年由德国医生博齐尼研制的，但当时只能用蜡烛照明，亮度不够，因而未能付诸实际应用。不过也有资料记载说，最早的尿道镜是 1853 年由法国医生德索谬萨克斯发明的，这位德索谬萨克斯在 1865 年又发明了膀胱镜。

1868 年，德国人库斯毛尔看到变戏法的艺人吞剑的表演，受到启发。由此想到，其实是可以从食道插入一根管子检查食道和胃部情况的，于是他发明了胃镜（食道镜）。

1878 年，爱迪生发明了电灯。特别是微型灯泡发明以后，给内窥镜装上微型灯泡，可以看到内窥镜到达机体内部的情况，这就促进了内窥镜的发展和应用。1890 年，德国人基利安制成了气管镜。20 多年后，由于美国人薛瓦利埃·杰克逊的推动，支气管镜进入了实用阶段，可以在肺病检查中应用。

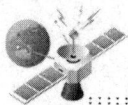

进入 20 世纪，各种内窥镜相继用于不同部位的检查，如胸膜镜检查、腹镜检查、结肠镜检查、宫腔镜检查等等。不过这些内窥镜都有一个共同的缺点，那就是，进入机体内部深处的管道都是金属制成的硬管，病人做内窥镜检查时，极为痛苦，而且也有可能由于操作不当，反而引起器官穿孔等并发症。再者由于金属制的硬管不能拐弯，因而对于一些屈曲的部位就会观察不到。1932 年，德国的欣德勒利用透镜和棱镜制成了可屈式胃镜，减轻了病人的痛苦，降低了并发症，但可屈度仍很有限。

进入 20 世纪 50 年代，荷兰人范海尔采用了玻璃光导纤维做内窥镜的导管。后来又经过多位学者的研究改进，不仅达到导光性能好，而且镜身可以任意弯曲，成像清晰，现已成为医学上不可缺少的诊疗仪器。

更加值得指出的是，既然内窥镜可以达到身体内脏的某些部位，因此也已发展到可以作为一种治疗的手段，如取出异物、取出结石、注射药物、电凝止血、电切息肉和治疗恶性肿瘤等。

进入 20 世纪 80 年代以后，内窥镜又有了进一步的发展。一种是在电子内窥镜的一端装上微型摄像机，摄像机能把身体内腔的图像一一传递到外面的监视器上，不仅能得到非常清晰的图像，还能利用红外线替代可见光，将病变组织的其他细节也显示得清清楚楚，便于大夫作出准确的诊断。

另外还有一种超声波内窥镜。它直接从身体内部发射声波，这样根据接收到的超声回波，不仅能检查内窥镜进入的地方，还能检查到周围器官的情况，这对查明胃和食道肿瘤是否已经扩散到周围的组织特别有效。

医学界有人将电子内窥镜比喻为是打入人体内部组织的"间谍"，这个比喻倒也有些恰当。

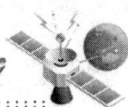

52 超声波代替眼睛做检查

　　一位对生理学很感兴趣的科学家在观察中注意到，蝙蝠有特殊的认识外界事物的功能，原来它们不是用眼睛，而是靠耳朵去辨认外界事物及周围情况。这位科学家就是意大利的斯帕兰扎尼，他诞生于 1729 年。他做了关于蝙蝠认识周围事物的一系列实验。如果蒙住蝙蝠的双眼，蝙蝠照样能够自由地飞翔，辨别四周的障碍物，捕食昆虫；但是如果用蜡堵住了它的双耳，那么它就不能正常飞行了，身体失去平衡，飞行跌跌撞撞。因此，斯帕兰扎尼于 1793 年在瑞士日内瓦举行的一年一度的自然历史协会年会上，宣布了他的研究发现：蝙蝠有一些我们所没有的新的器官或感觉来代替它的视觉。接着，另一位名叫朱林的外科医生和昆虫学家，也发表了自己在这个实验中得到的进一步看法：蝙蝠是用耳朵代替了眼睛去认识外界的事物的。

　　这一研究成果一经宣布，立即在生物学界招致激烈的反对意见，认为这是绝对不可能的，"用耳朵去看！"不可想象，而反对得最激烈的恰恰是当时最有权威的生物学家们。于是斯帕兰扎尼和他的实验研究成果，因此而被埋没了 100 多年。

　　直到 20 世纪 20 年代，由于物理学的发展，人们逐渐认识到自然界的声波有着不同的频率，人耳所能听到的声波只是某段频率的，而其中频率很高的声波叫超声波，频率很低的叫次声波，这两种声波都是人的耳朵听不见的。1938 年，美国哈佛大学物理系的四年级大学生格里芬用一台声波检测器检测了笼中蝙蝠的活动。声波检测器将蝙蝠发出的超声波转化为人耳可以听到的声音，这才证实了当年斯帕兰扎尼的发现是

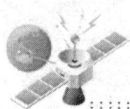

正确的。蝙蝠确实是利用口中不断发出的超声波，再通过它的两只大耳朵收到的超声波的回声，感知了周围的事物的。

超声波回声的发现在科技上导致了一系列应用技术的发明。特别是一种叫"声纳"的发明，即通过不断向水中发射出超声波，再根据收集到的超声波的回声，既可以用来侦察水下有没有潜水艇在活动，也可以用来检测水下的冰山、暗礁以及鱼群等等。后来又发展到可以用这种办法检测机器内部有无损伤。

随之而来的超声波检测技术，吸引了一些医学家和物理学家，他们开始研制用超声波检测人体内部组织有无病变或不正常情况的技术。

1942年，迪西克医生首先做了这种试验。他设计了两个探头，将它们对应地放在头颅颞部的两侧，一个探头不断向颅内发射超声波，而另一个探头则在另一侧接受经过颅脑组织穿透过来的超声波。然后，利用电子技术将这些回波显示出一组声波曲线，大夫就可以参照这组声波曲线分析颅脑中的组织是否正常。由此开始了利用超声波对人体各器官的检查。这是早期发明的超声检测方法，也叫A型超声示波法。它的特点是构造简单，操作也简便，它在20世纪60年代已在我国普及。但是应用这种检测技术，人们不能由此直接得到关于内部器官的图像，因而还是受到一些限制。

1949年，豪里和布里斯两位医生在A型超声诊断仪的基础上，发明了B型超声检测成像系统。即使原本只能呈现反射和散射回来的声波信号，转变为电信号，再经过放大、检波等环节处理后，使反射回来的声波信息组成一幅幅超声图像，呈现在荧光屏上。这样大夫在做B型超声检测的时候，就能从荧光屏上直接看到内脏的情况。这就是人们口头常说的做"B超"的检查。

B超检查在人们的生活中相当常见，因而一般的体检中都有B超检查这一项，不但检查起来操作比较方便，而且应用范围广泛。肝、脾、胆、胰腺、胃肠、肾上腺、膀胱、前列腺、生殖系统以及颅脑、心肺等，几乎所有的医学临床上遇到的学科，都可以采用B超进行检测。

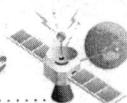

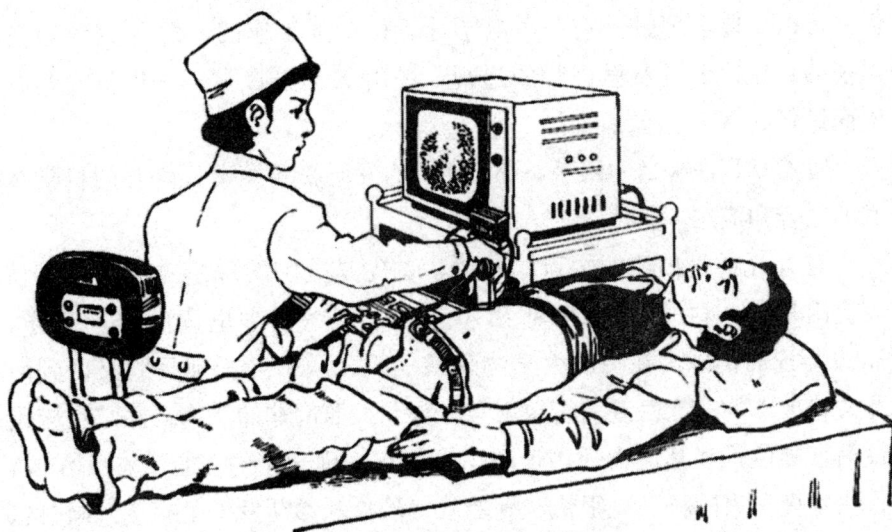

能显图像的 B 型超声波检查

用 B 超检测孕妇，还能看出子宫里的胎儿是男是女。

这就是从对一种生理现象进行的研究，导致了现代科技超声技术的发明和发展，又在医学上作出卓越贡献的科技发展历程。

53　CT——理论物理学家与电气工程师的贡献

用 X 光进行透视，这项医疗上的检查已经很普遍了。可是现在又出现了一种叫做 CT 的检查，同样也是利用 X 光做透视，这是怎样的一种新技术呢？

CT，它的全称是电子计算机 X 射线断层成像。看了中文名称，我

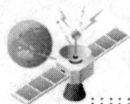

们就可以大体上理解，它是由电子计算机参加工作的，由 X 射线进行透视的。在这个机器里进行的透视，是由 X 射线断层——也就是断开层面进行的 X 光摄像。

既然 CT 是这么一回事，那么 CT 的发明就要关系到好几门科学技术的结合和应用了。

对 X 光透视拍片的缺点的感受，首先是美国的理论物理学家科马克提出来的。科马克 1924 年出生于南非，在大学里读的是物理学，1955 年迁居美国后在一所大学物理系任教。1956 年，他受聘又回到南非开普敦市的一家医院监管放射科工作。按照南非的法律，医院在应用放射性同位素和其他物理治疗时，必须有物理学家的监督。在工作中，作为物理学家的科马克很快对癌的放射治疗和诊断发生了兴趣，同时也理解了大夫们在进行这方面的诊断和治疗时所产生的困惑。

这是因为，当时通过 X 射线所拍出来的照片或进行的透视，人们只能看到一个平面的图像。在这个图像上，身体里的器官、组织互相重叠，没有层次，大夫不能对照片上形成的肿瘤或别的病变组织得出一个立体的印象，从而判断不出其具体的位置和确切的大小。在这种情况下，大夫们在计算应该使用多少放射剂量时，一般都是将人体中的器官和组织当做一种均匀的物质来对待。然而我们知道，人体的器官和组织事实上是由不同的物质组成的。打个比方来说，骨骼和肌肉就不是一回事；颅骨和它里面的大脑，也不是均匀的、相同的物质。因此，拥有高深物理知识、在科研上态度又十分严谨的科马克对这样的诊断感到很不满足。他认为，如果大夫不知道放射线在不同的器官和组织中实际得到的不同成像，又怎能做到确定恰当的放射剂量呢？

于是科马克产生了一个设想，他要改进放射治疗的程序设计，要把身体内的器官、组织通过 X 射线提供的信息构成一系列断层图像，这样才能使大夫得到准确的印象，给出恰当的治疗。

科马克的这个设想有可能成为现实吗？在这里，我们得感谢年轻的奥地利数学家雷杜在数学上提出的理论根据。1917 年，雷杜利用数学

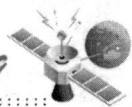

方法证实，尽管是一个立体的物体，但如果能够利用物体的前后、上下、左右、深浅等几个角度加以表现，就可以充分显示其立体的特征。

然而，要将X射线从前后、上下、左右、深浅的角度组合成一个立体的影像，如果用手工操作，谈何容易！在20世纪60年代初，电子计算机的研究已经取得了一定成果。深懂理论物理的科马克想到，如果采用高灵敏度的X射线检测器来接受断层扫描时穿过人体的X射线，把测到的各个方位的大量数据交给电子计算机处理，不就可以得到图像清晰、分辨能力更强的人体断层图像了吗?!

正当美国的科马克在坚持这方面研究的时候，在英国有一位叫豪斯菲尔德的电气工程师，他年轻时在皇家空军的雷达学校任教，1951年应聘到电器乐器工业有限公司从事研究工作。他先在那里研究雷达，后来却将全副精力投入到电子计算机的设计工作中，他将科马克的理论首先在电子计算机上成功实现。

然而还有一个需要解决的技术问题，那就是如何才能做到使X射线能从不同的角度拍出一层层切面的影像，怎样收集各层切面提供信息的数据而加以处理？作为电气工程师出身的豪斯菲尔德，他的专业知识使这个问题得以很好解决。

豪斯菲尔德设计了一种卧式的检查床，床上有一个圆形的空洞。洞的上面装置着X射线管，下面装置着检测器，它们可以对应地做圆形转动。需要检查体内有何病变组织的病人，将需要检查的部位对准圆洞，然后，X射线管就可以横切地向人体发射出一束束射线，而它下面的检测器则对应地跟随着射线器，将它得到的信息一一接受，再通过电子计算机加以处理。于是，当X射线管和检测器围绕着人体旋转一周后，大夫就可以得到人体中需要检查的器官或组织的一层层切面的影像，从而可以得到其立体的影象。这样，就可帮助大夫确认病变组织所在的准确位置和它的大小，提高诊断率。

1970年，豪斯菲尔德宣布他发明了这种电子计算机X射线断层成像机，它的英文名称是两个字头，就是人们所称的"CT"。

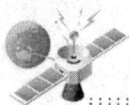

美国的科马克坚持不懈，也于 1972 年发明了他一直在研制的 CT。

所以，当前医学上的一种热门检查新技术 CT，它是一位物理理论家和一位电气工程师在医学上作出的卓越贡献。为此，他俩共同获得 1979 年诺贝尔生理学和医学奖。

CT 检查快速、方便、无痛苦，准确性高，又不损伤病人

作 CT 检查的检查床

的健康。它特别适用于脑颅腔的诊断，如脑栓塞、脑萎缩、脑肿瘤等。对于腹部器官，如肝、脾、胰、肾、肾上腺以及肠、血管等的检查，也有很好的效果。

CT 发明以后的 30 年来，技术上有着非常迅速的进步，自 1970—1972 年的第一代 CT 之后，第二代、第三代、第四代的 CT 陆续出现，第五代的 CT 也正处在呼之欲出的阶段。

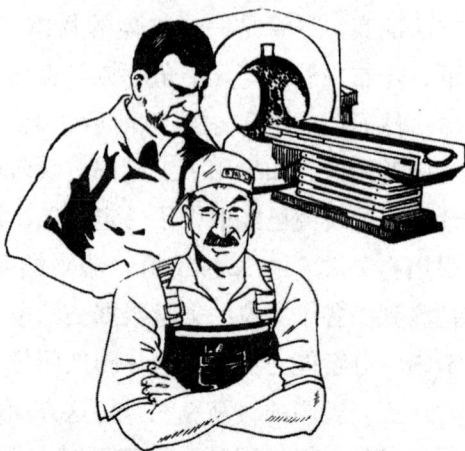

54　解剖领域的革命者

1543 年，29 岁的维萨里出版了他的解剖学巨著——《人体的构造》。《人体的构造》一书共七大卷，内容非常丰富。它的出版，是对当时的教会及传统解剖学的挑战。

维萨里是比利时人，早在学生时代，他对解剖学就很感兴趣。1533

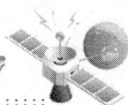

年，维萨里考进巴黎医学院，由于当时的教会规定严禁解剖人体，违反者将判终身监禁或死刑。所以在堂堂的高等学府里，学生们学习解剖学，是通过对狗的解剖来了解人体解剖知识的。

维萨里是个爱动脑筋的学生，他对当时解剖学的教学方法非常失望。为了确切了解人体骨骼、肌肉、血管的情况，他多么想看看人的尸体标本。可是在巴黎医学院学习的4年中，维萨里没有看过一次真实的人的骨骼和肌肉。

为了搞清楚人体的结构，维萨里和他的同学决定冒着生命危险自己去寻找尸体，并进行解剖。可是，当时的教会规定严禁解剖人的尸体，维萨里的决定意味着要向教会挑战，要冒着被终身监禁甚至处以死刑的危险。但是维萨里为了真理，为了知识，敢于藐视教会，他和其他几位同学安排了一次秘密的盗尸行动。

在巴黎的郊外有一片坟场，那是官方处决犯人的场所，那里的绞架上常会悬挂着一些被绞死后无人认领的尸体。在一个黑夜，维萨里和他的同学驾着马车，悄悄地来到坟场，用棍棒赶走野狗，很快从绞架上取下一具具尸体，然后装上马车，运到一间他们预先借好的小屋里。在小屋里，维萨里和同学们一起，将窗户遮上，然后点亮一盏油灯，在摇曳的灯光下解剖尸体。根据对人体的亲眼观察，他们做了详细的记录，对经典解剖学进行着修改。

他们解剖了一具又一具尸体，绘制了一幅幅精确的人体解剖图。他们不放过每一个疑点，直到人体的所有秘密都弄清楚为止。不久，维萨里毕业了，他自愿到意大利帕多瓦大学任教，教授解剖学。他用真实的人体标本生动形象地向学生揭示了人体结构的种种秘密，学生们非常喜欢维萨里的讲课。

1543年，伟大的天文学家哥白尼发表"日心说"，维萨里发表了《人体的构造》一书。在书中，维萨里指出，传统解剖学所描述的人体结构，实际上是动物的结构。同时指出了流传1000年的经典解剖学中的200多处错误。书中有大量精确、生动的插图，准确说明了人体器官

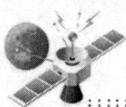

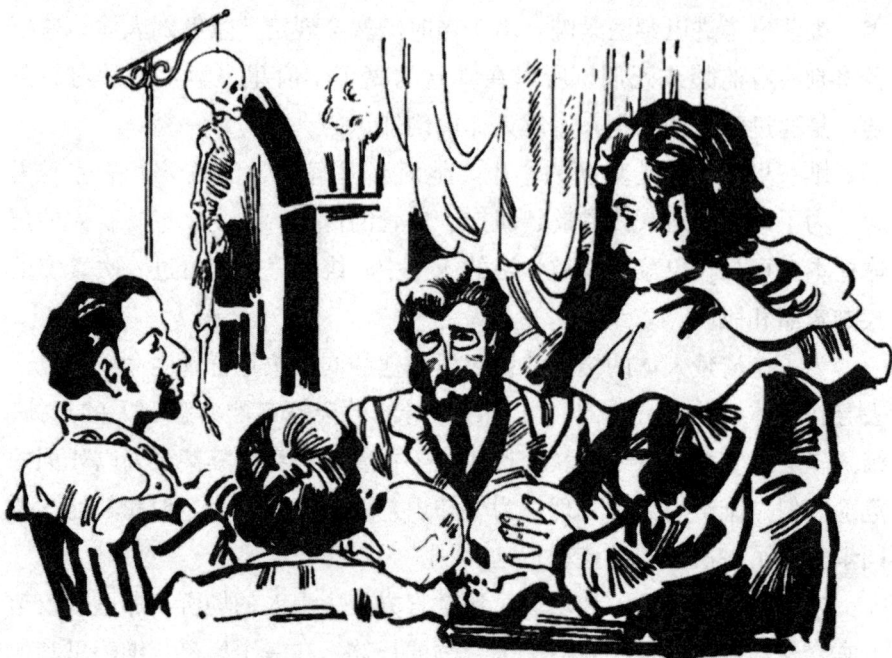

小屋里，维萨里和同学们在解剖尸体

的位置、功能及内部结构。维萨里对人体解剖学、生理学作出了重要的贡献。

《人体的构造》的出版，触犯了宗教教廷。他们开始对维萨里进行围攻，打先锋的竟是维萨里在巴黎医学院学习时的老师、当时大名鼎鼎的解剖学权威维科夫·西尔维。他们公开谩骂维萨里是"疯子"，竭力维持旧的经典解剖学。《圣经》上说，上帝抽出男人的肋骨造了女人，而维萨里的书中明确说明男人和女人一样，左右各有 12 根肋骨，并没少一根。这震怒了教会，他们疯狂迫害维萨里，逼他烧毁手稿，逼他离开帕多瓦大学，并判他流放罪。

1564 年，在流放途中，维萨里乘坐的船遇险沉没，他不幸遇难。解剖领域的革命家维萨里虽然被教廷的迫害和意外灾难夺去了生命，但他在解剖学上所作出的贡献却使他英名长存。

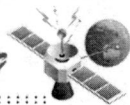

55 失传的"麻沸散"

东汉末期，我国出了一位杰出的名医，他叫华佗。华佗精通内、外、妇、儿、针灸各科，特别擅长外科，还给曹操治过病。华佗在长期的行医中，搜集了民间许多具有麻醉性能的药物，配制成了一种称为"麻沸散"的方剂。据说，病人服了麻沸散后，就会短时间失去知觉。

有一天夜里，华佗被一阵急促的擂门声吵醒。打开门，他看见两个年轻人抬着一块门板，上面躺着一个病人。

只见病人双腿蜷曲，两手捂着肚子，豆大的汗珠不断地从额上流下，痛苦的呻吟声接连不断。华佗切了切脉，然后在病人肚子上按了一下，病人连呼疼痛。华佗肯定地说："肠痈，马上开刀。"病人被抬进一间干净的房间里。华佗取了点麻沸散，用酒调好，给病人服下。一会儿病人昏昏沉沉失去了知觉。华佗用硫磺在手术部位进行了消毒，接着用手术刀剖开病人腹腔，切除溃烂的部位，然后用净水洗涤伤口，用煮过的丝线将伤口缝合，再敷上药膏。

华佗收拾好手术器具，对两个年轻人说："过四五天病人便可痊愈，一月内可完全恢复健康。"

这是我国古籍《后汉书·华佗传》中关于华佗使用麻沸散的记载，史书上记载的这一事例，充分说明了华佗的医术高明和他所发明的麻沸散的神奇作用。华佗应用药物麻醉施行腹腔大手术，足足比西方早了1000多年，体现了我国古代医学上药物学和外科手术上的杰出成就。可惜，华佗后来却被曹操无辜杀害，麻沸散从此也就失传了。

后来，许多医药学家都寻找过麻沸散，他们也不断地发现了许多具

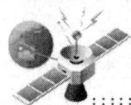

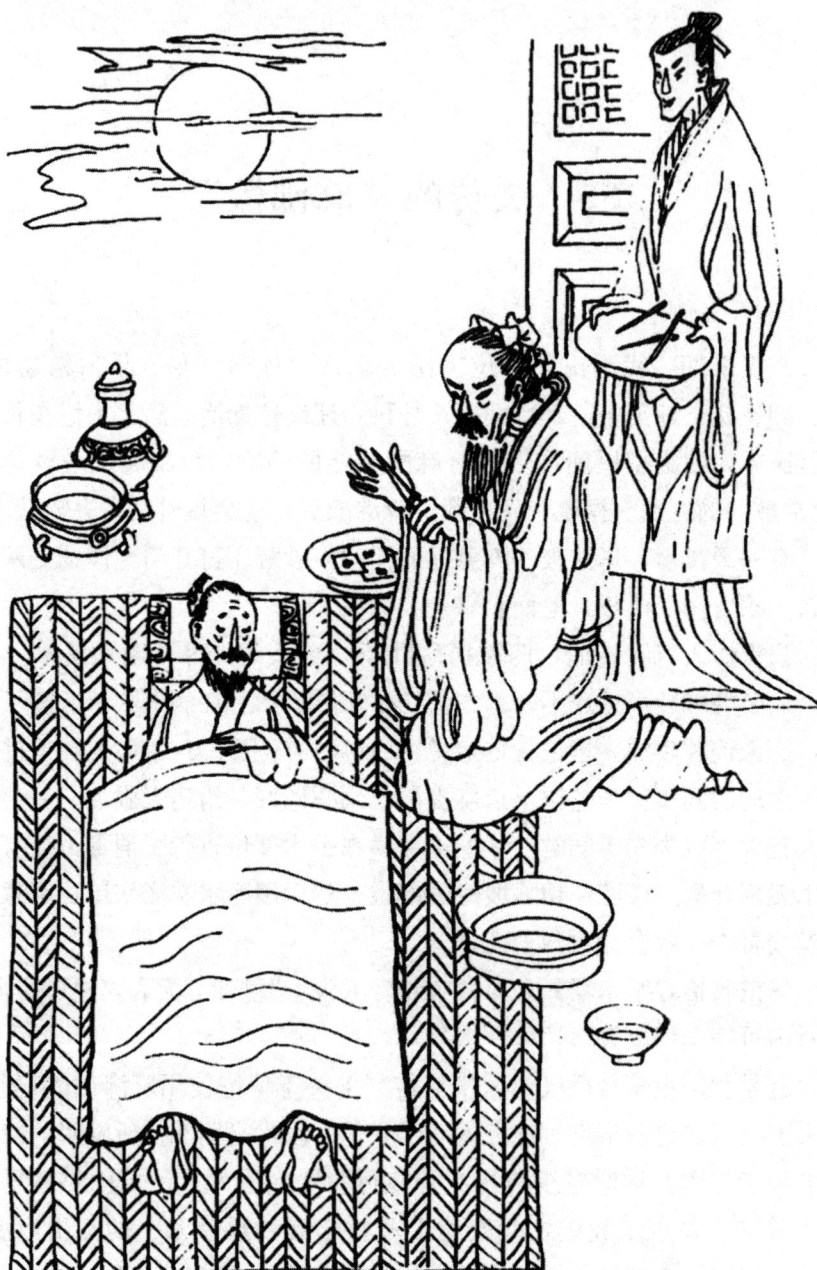

华佗给病人腹部开刀治疗

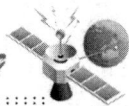

有麻醉作用的药物。明朝著名医药学家李时珍所著《本草纲目》中，将"曼陀罗花"放在麻醉药条目。据说，李时珍亲自尝过曼陀罗花，果然有麻醉镇痛作用。李时珍针对不同病情，对曼陀罗花的使用方法和剂量做了比较详细的记述。

根据考证，麻沸散中可能有曼陀罗花、乌头等，曼陀罗花可能是主药。现代的研究表明，曼陀罗花中含有莨菪碱、东莨菪碱和少量阿托品，有麻醉作用，现在已用于临床；乌头中含有毒性极强的乌头碱，直接服用是很危险的，炮制后与曼陀罗花等一起使用，也有麻醉作用。

古代劳动人民创造的知识财富是宝贵的，失传的麻沸散不会永远是个谜。

56　"神虎"与白药

云南白药是一种遐迩闻名的中成药。它有很多功效，除了能治疗跌打损伤、创伤出血外，还可以治疗妇科病、胃痛、喉咙肿痛等。近几年来，大量医药科研证实，云南白药还对胃癌有一定的治疗作用。

关于云南白药的来历，历来有很多传说。但是，大多数人公认的发明者，是云南省江川县的民间医生曲焕章。

据说，曲焕章原来是一位有名的猎手，擅长打老虎。有一只老虎被曲焕章打中好几次，可每次等曲焕章叫了人去抬它时，却都没有找到。于是一时间传言纷纷扬扬，说这是只"神虎"。可是，曲焕章不信。一次，他又打中了那只老虎，他立即紧紧跟踪观察。只见被打伤了的老虎跌跌撞撞地走到一个山坳里，站在一个地方找来找去。不一会儿，向来吃荤的老虎却大口嚼起一种青草来，而且很快老虎伤口的血止住了。过

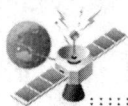

了一会，老虎就逃走了。

曲焕章立即跑去采下这种"青草"一看，它果然与众不同，其枝茎上端生有三个分枝，每个分枝上长着七片叶子。曲焕章拿回家用它治疗跌打损伤，果然灵验。曲焕章如获至宝，于是就发现了制作白药的原料植物"三七"。

传说归传说，事实上曲焕章是一位名中医，他从1905年开始行医。为了给人治病，他爬山越岭，搜寻草药，对各种药物的性能非常熟悉。为了治疗跌打损伤等症，根据他长期的行医实践，他配成了这个"白药"方子，以那种"青草"——云南三七作为主要成分，再加上其他中药制成。

白药一经制成，立即受到广大医家和病家的欢迎，上门求取白药的

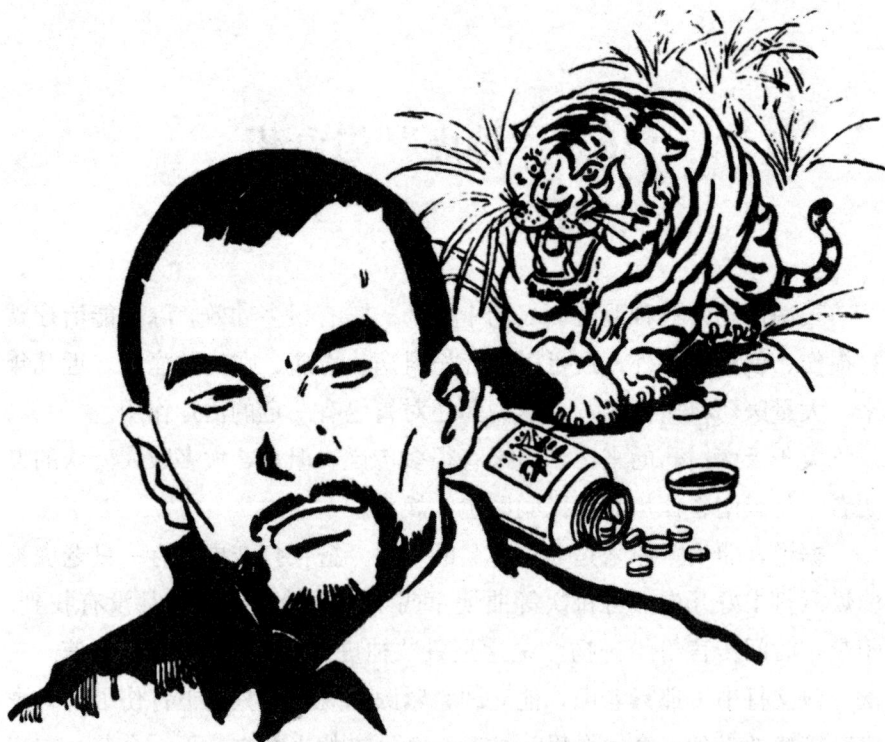

以"三七"为原料制作的白药，来源于老虎找的药

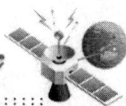

人络绎不绝。为了满足病人的需要，曲焕章决定挂牌行医，并大量生产白药，同时把这一药物的商品名定为"百宝丹"。

曲焕章是个正直的医生，他为老百姓治病全心全意，有时对一些揭不开锅的穷人，他不但不收一文钱，还要送上许多药物。他从不趋炎附势，国民党云南省府卫生厅的一些老爷们看到百宝丹有利可图，向他索要百宝丹的处方，并许以高官。曲焕章不为所动，拒绝交出处方。为此，他同那些老爷们结下仇怨，1938年他被迫害死于重庆。

全国解放后，曲焕章的妻子缪兰英将白药秘方献给国家，从此，白药更加发挥了它的重要作用，造福于大众百姓。

57　于笑声中得到的启发

现代麻醉药的发现，是在化学家做化学实验时得到的结果。

1844年，在美国东北部哈尔福德城的街头，正在进行一场关于笑气的化学表演。一位名叫科顿的化学家贴出布告：欢迎志愿者吸入笑气。布告还解释，吸入了这种笑气，人就会哈哈地笑个不停。

一位街头的观众好奇地去吸入这种笑气，结果他确实一直笑个不停。也许是吸入的量太多了，他竟失去了自制力。在大笑大闹中，他绊倒了一张椅子，并且把裤子刮破了，腿也受伤了，鲜血直流，而这位观众竟一点也不在意，好像没感觉到疼痛似的。

现场的围观者中有一位名叫韦尔斯的牙科大夫，这个情况引起了他的注意。那位腿被划得皮破血流的观众为什么不在意呢？莫非他没有感觉到疼痛。韦尔斯注意到这个特殊的现象，也是有原因的，因为他是一个牙科大夫，一直在寻找一种药物，使病人在拔牙时不至于感到疼痛。

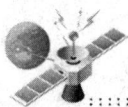

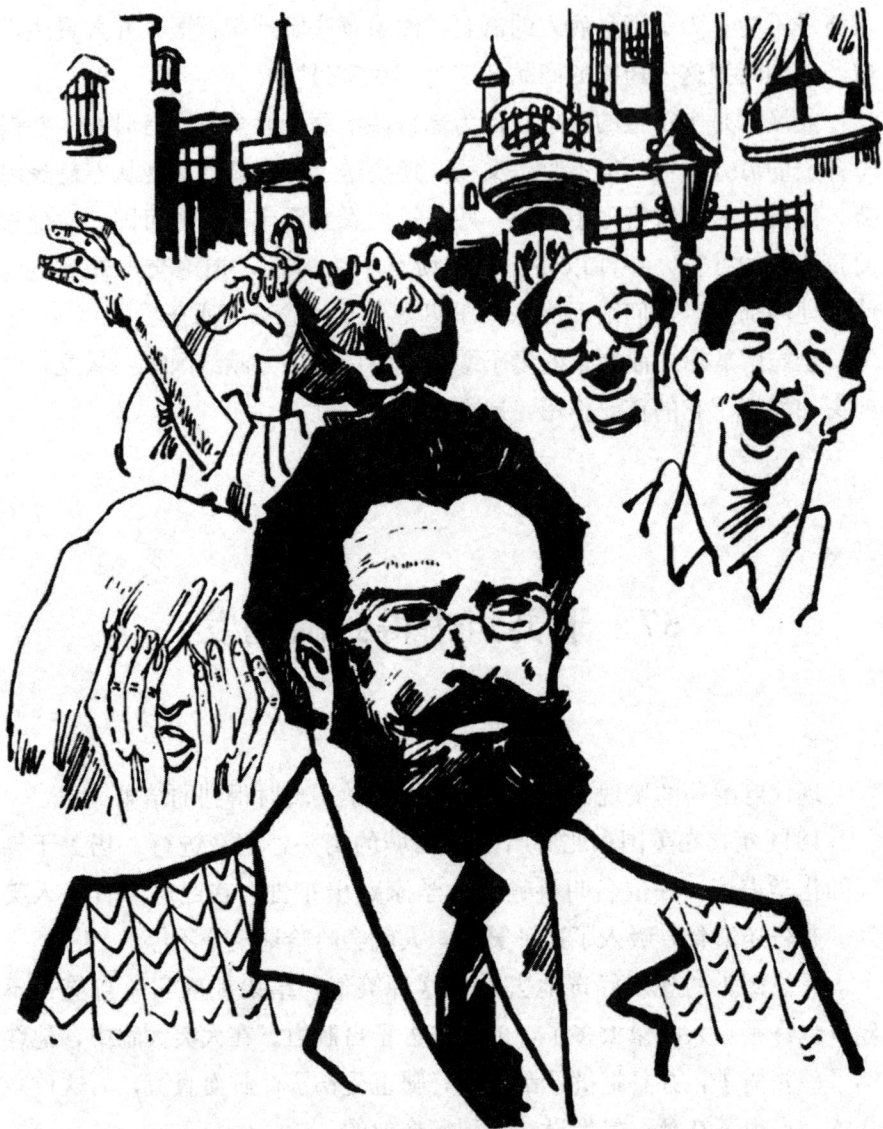

牙科大夫韦尔斯在笑声中注意到了药物的麻醉作用

韦尔斯打听到这种使人发笑的气体，原来是当时的英国化学家戴维制造的氧化亚氮。他决定在自己身上做一次实验，体验这种笑气是否有麻醉的效果。于是他吸入了笑气，请助手给他拔去一颗牙齿——确实没

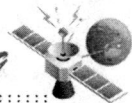

有感到疼痛。于是，笑气（氧化亚氮）就成为了第一种用化学方法制造出来的麻醉剂。

不料有一次，使用笑气做麻醉剂的效果失灵，拔牙的病人疼得大喊大叫，韦尔斯被当做一个骗子从医院赶出来。

于是人们继续寻找麻醉效力更强些的麻醉药。韦尔斯的助手莫顿，向化学家杰克逊教授请教。杰克逊告诉莫顿说，有一次他在做化学实验的时候，吸入了一点氯气，喉头很难受，后来他又吸入了一点乙醚，难受的感觉就缓解了，而且不久就很舒服地入睡了。

这番谈话使莫顿受到启发：莫非乙醚也有麻醉作用？于是他用鸡、鼠、猫等动物进行实验，果然有效。他又在自己心爱的小狗身上实验，同样也被麻醉了。最后他在自己的身上进行实验，确实达到了麻醉的目的，醒后也没有不舒服的感觉。

于是，莫顿决心公开表演用乙醚做麻醉剂的效果。1846 年 10 月 16 日，莫顿在医学院贴出海报，请大家来观看他用乙醚做麻醉剂进行无痛外科手术的表演。莫顿给病人吸入乙醚后，病人果然很安详地睡着了。在莫顿进行手术的全过程中，病人就像睡着了一样表现得十分沉稳。

这时，莫顿只是医学院二年级的学生。用乙醚作为麻醉剂的实验成功了，这本来是麻醉剂发明史上很值得庆幸的一项发明，然而这时候却出现了一些波折。因为莫顿无视老师韦尔斯和化学家杰克逊曾给过的帮助，为自己申请了发明乙醚麻醉剂的专利。结果韦尔斯和杰克逊都向法院提出申诉，和莫顿打了好几年的官司，每个人都弄得非常烦恼。结果，韦尔斯自杀了，杰克逊得了精神病，而莫顿也可能是因为神经太紧张，因患高血压而去世了。三位麻醉剂的发明家演出了一场悲剧。

不过直到现在，笑气和乙醚仍是常用的麻醉剂之一，当然，新型的麻醉药也出现了不少。

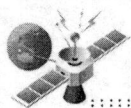

58 理发师对外科学的贡献

16 世纪时，外科不受重视，手术多由理发师来做。

那时候，西方还没有发明麻醉药，手术是在极其原始的状态下进行的。需要截肢的伤员被抬进帐篷，几个五大三粗的助手把他绑在椅子上，然后强行用锯子锯下伤肢。为了止血，医生用烧红的烙铁在伤口上灼烫，病人常常因为无法忍受剧烈的疼痛而昏死过去。

在这样的情况下，许多伤员虽然没有死于严重的创伤，却死于痛不可忍的手术或手术后伤口的化脓感染。

当时法国的帕雷也曾是一名理发师，又兼做外科医生。在军队中从事外科手术多年，他亲眼看到那些伤员在动手术时的惨状，亲耳听到伤员声嘶力竭的痛苦叫喊。为了减轻伤员的痛苦，帕雷努力学习解剖学和外科学，利用自己丰富的经验，改革了许多手术器械和治疗方法。

当时，枪伤被认为是有毒的，医生在处理时，常用煮沸的油灼烫伤口，伤员的痛苦可想而知。1537 年的一次战役中，帕雷在治疗伤员时，碰巧沸油用完了，帕雷就用鸡蛋黄、玫瑰油、松节油混合成的油膏代替沸油，结果意外地发现，伤员的痛苦减轻了，而且还发现，伤口反而愈合得更好。于是，帕雷就配制了一些不同的药膏用来治疗枪伤，再也不用沸油灼烫伤口了。

1552 年，帕雷在给一个伤员做下肢截肢手术时，慌乱的助手忘记了准备烧红的烙铁，伤口大出血，帕雷急中生智，用手中的手术刀按住大血管。过了一会儿，流血停止了。事后，帕雷得到启发，在每次手术后不再用烙铁烫伤口的方法止血，而用夹子夹住血管来止血。

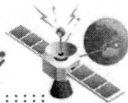

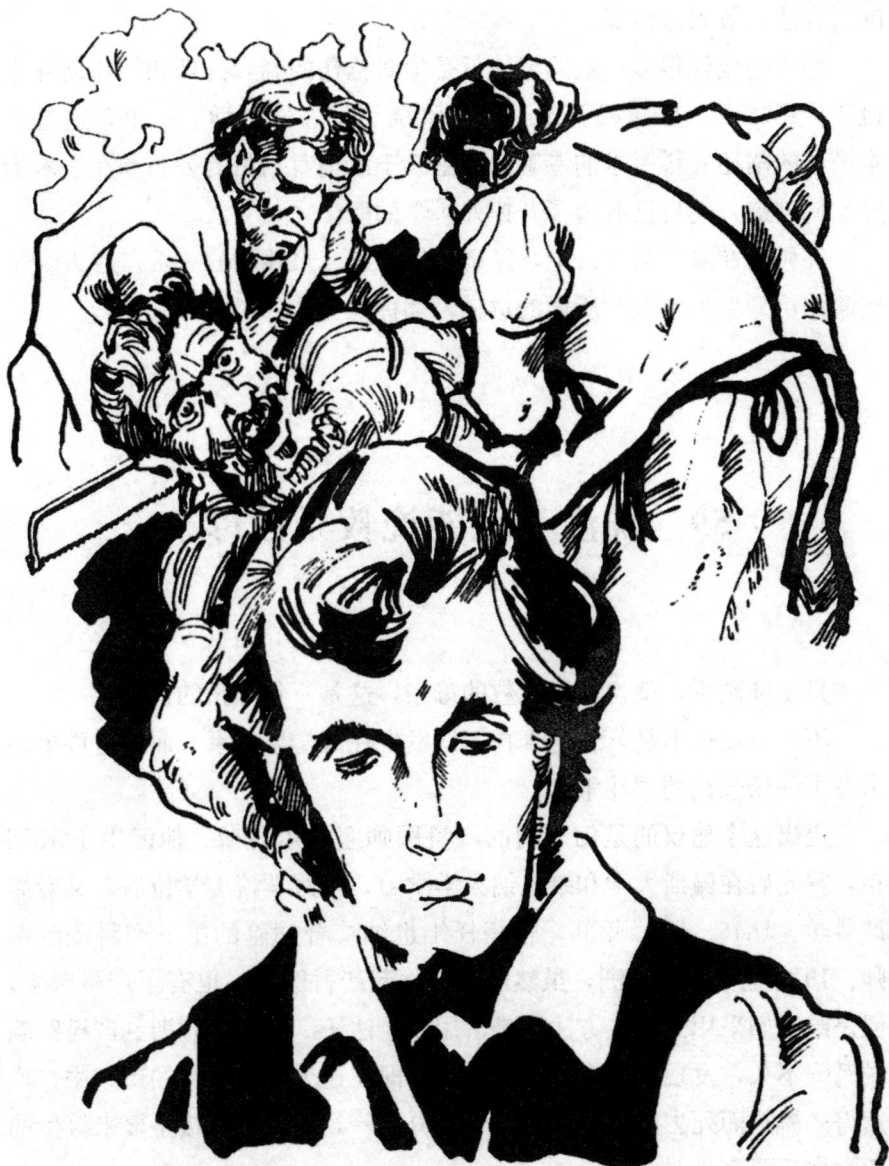

帕雷改变了过去外科手术中的野蛮操作

但是，用夹子夹血管并不是最好的方法，夹子不能较长时间留在人体上。于是帕雷又进行了研究和探索，创造了一种用丝线结扎血管止血

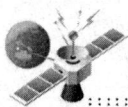

的新方法，效果非常好。

帕雷的成就很多，最闻名的就是他对枪伤的温和处理和结扎动脉止血法。1572年，帕雷根据自己的经验撰写了《外科学》一书，这是一本最早的阐述外科手术的专著。帕雷终于以他对伤员的爱心和在手术治疗上的创造，使自己成为了开拓外科学的医学家。

外科学在漫长的岁月中，经历了最痛苦、最残酷的一页。后人为了感谢帕雷一生为外科学所做的贡献，都称他为"外科医学之父"。

59　洗洗手就能挽救无数母亲

只是洗洗手，就挽救了无数的母亲，这是一句夸张的话吗？

不，一点也不是，它是真真切切发生在医学界的事，而且这件事还引发了一场长久的"斗争"。

提出这个建议的是匈牙利的产科医师塞梅尔魏斯。他诞生于1818年，曾先后在佩斯大学和维也纳大学学习，获医学博士学位后，又专修产科学。1846—1850年间，他担任维也纳综合病院的第一产科医院医师。19世纪中叶的欧洲，虽然已经建立起产科医院，也有了产科医生，但是给产妇采用的接生方法还是沿用的老法子。塞梅尔魏斯到产科医院做医师不久，发现了一个惊人的情况，即在这个医院生产的产妇中，产后得产褥热而死去的竟占到了将近五分之一，比在家请接生婆来接生的死亡率还要高。

刚到产科医院任医师的塞梅尔魏斯，工作积极性很高，他除了忙着给产妇接生，还常到停尸房去解剖和检查产后得产褥热而死去的产妇。所以他常带着停尸房的臭气和用解剖过死尸的脏手去给产妇接生。甚至

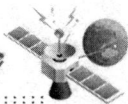

当有人抱怨塞梅尔魏斯身上和手上都散发着死尸臭气的时候，他还自豪地为自己申辩说：这样忙忙碌碌，才显得出自己是正在干活的样子。

塞梅尔魏斯同时还是一个很爱思考问题的医生。作为第一产科医院的医生，他在繁忙而紧张的工作中，还常思考着为什么产妇中得产褥热而死亡的比率那么高？有人说，那是由于空气中有一种"有害的气体"，塞梅尔魏斯观察后认为，这种气体显然不存在；有人说，那是由于产妇有一种恐惧的心理，这显然也没有什么道理；还有人说，那是由于产妇产后便秘造成的，这也显得有点荒谬。还有人建议让产妇改变分娩时的姿势，推迟给婴儿的哺乳时间等等，这样做的结果，情况也未见有何改观。

1847年，塞梅尔魏斯一位当法医的朋友在给一个案例中的死者做法医检查时，不慎被手术刀割破了手指。接着这位法医的手指就红肿起来，并开始发热病重，不久就因败血症死亡。塞梅尔魏斯在给这位法医友人的尸体做检查时，发现他的病理改变和得产褥热而死亡的产妇非常相似。虽然那时他还不知道巴斯德提出的疾病是由于受病菌感染的理论，但是根据经验他悟出了这位法医的死亡原因，显然是由于在解剖尸体时割破了手指引起的。那么，同样得败血症的产妇，她们的疾病又是怎么引起的呢？停尸房里引起疾病的东西怎么带到她们的身体里去的呢……

想到这里，塞梅尔魏斯想到了自己的双手。啊！塞梅尔魏斯不禁有些不寒而栗，使产妇得产褥热死去的罪魁祸首，原来就是自己的双手——在停尸房里接触了尸体的双手，不洗净又到产房去给产妇接生。于是就将某种传染物质带到产妇的伤口里去了，使她们当中有人得了产褥热、败血症……

真可怕，原来"谋杀"产妇的就是自己的双手！塞梅尔魏斯认识到这一点以后，马上决定改变接生前的准备。他要求进产房给产妇检查或接生之前，必须用肥皂将手洗干净，再用漂白粉泡的水将手和器械泡过。塞梅尔魏斯不仅对自己这样要求，还命令他的学生也必须这样做。

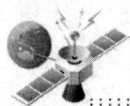

这样操作了一个月之后，产房里产妇因患产褥热、败血症而死亡的比率果然大大降低了，由大约 20％降低到只有 1.27％。

1850 年，塞梅尔魏斯把自己的发现和使用的方法介绍到维也纳科学院。不料这个方法虽然受到一些同行的赞许和认可，但也有人对此表示怀疑和加以嘲讽，特别是受到他的上司克莱因医生的反对。他们认为，只花几分钱买一包漂白粉洗洗手，就使产妇远离产褥热、败血症，这多么可笑！

然而塞梅尔魏斯仍坚持着自己的信念，因此他被医院开除了。后来塞梅尔魏斯又到另一个产科医院工作，按照他所倡导的洗干净手再去产房的原则，1856 年，由他负责的产房中，已经达到没有一例产妇得产褥热而死亡的记录。可是他的学说仍未得到普遍的认可，人们嘲笑他是布达佩斯傻瓜，甚至说用漂白粉洗了手死的人更多。塞梅尔魏斯在各种冷嘲热讽中坚持着，1861 年写出了《产褥热的病因、概念和预防》论文。虽然文中用大量的统计资料阐明了消毒的观念，可是当他将这一著作寄给外国的产科医师及医学学会时，仍然受到许多权威人士的反对。塞梅尔魏斯在这种持续紧张状态下，精神失常了，他被送进疯人院。尔后因为同时感染了其他的疾病，在他只有 47 岁时就逝世了。有记载说，在塞梅尔魏斯临终前，那位极力反对他的上司已经开始意识到塞梅尔魏斯提出的洗手消毒方法是正确的，可惜塞梅尔魏斯本人已经听不到了。

塞梅尔魏斯实际上是提倡进行外科手术要先消毒的第一人，却遭到了激烈的反对。他逝世以后，他本人和他一生为之所进行的努力，几乎都被人们忘记了。15 年以后，英国的外科医生利斯特受巴斯德的细菌是疾病的病原学说的影响，致力于外科手术的消毒，却被人们较为普遍地记住了。不过医史学家们仍旧记住了塞梅尔魏斯在医学上的贡献，《中国大百科全书》（医学卷）中的医学"人物"中，就有一条条目记载着他的事迹和贡献。

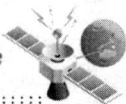

60 手术之前要消毒杀菌

1892 年，发明了狂犬病疫苗和在其他一些疾病的研究和防治上作出了重要贡献的法国微生物学家巴斯德，在庆祝他 70 岁寿辰的盛大庆典会上，有一位特地从英国赶来的外科医生利斯特。利斯特此行一方面是表示他对巴斯德在对微生物研究方面作出的贡献表示敬意；更主要的是，由于巴斯德的理论贡献，帮助他解决了一个外科手术中的大难题，使许多外科手术病人避免了外科手术后出现的感染死亡，所以他要衷心谢谢巴斯德。这其中究竟有一段什么样的故事呢？

利斯特是英国著名的外科医生，他 1827 年诞生。其父亲虽是一位贩酒商人，但同时也是一位业余科学家。在父亲的影响下，利斯特从小就很热爱科学，很小就学会了使用显微镜，用它观察动植物，并早早立下志愿，想做一位有名的外科医生。

利斯特在伦敦大学学习的时候，看到了大夫进行的演示性外科手术。那时麻醉药物已经发明，外科大夫已经改变了以前做外科手术时不用麻醉剂的野蛮操作方法。这样，病人在手术的过程中大大减少了痛苦，使原先害怕做手术的病人可以接受外科手术了。这种进步本来似乎可以挽救更多的受伤的外科病人，然而，面临的严峻事实却使利斯特大夫感到十分困惑，虽说手术本身是成功的，然而伤口却不易愈合，甚至引起溃烂，也避免不了手术后造成的死亡。

毕业以后，利斯特成为一名外科大夫，既实践，也教学。对于手术后病人伤口化脓甚至引起恶化的情况他进行了细致的观察，仔细寻找其中的原因。他注意到，引起溃烂、发烧以至死亡的现象，都是在伤口开

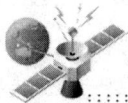

刀之后发生的，而那些虽然骨头断裂而皮肤没有破损的病人，反而一般都会经过休息后痊愈。

这种现象使利斯特开始意识到，既然是由于开刀之后引发伤口化脓，一定是与腐烂有关。1860年，他发表文章说明伤口化脓是一种腐烂现象。然而究竟是什么原因引起了伤口的腐烂呢？这是利斯特一直在苦苦思索的问题。1864年，利斯特读到了巴斯德写的一篇论文，在这篇论文中，巴斯德论述说，腐败是微生物引起的发酵过程。于是利斯特恍然大悟，原来伤口化脓是许多看不见的微生物在作怪。既然找到了原因，也很容易就找到对付的方法。利斯特认为，既然引起化脓的罪魁祸首是微生物，那么采取消灭病菌的方法，将是保证手术后病人伤口不再化脓感染的最佳手段。

原来，在利斯特生活的那个时代，大夫们根本没有考虑过所谓消毒杀菌这个问题。病房不干净，医生们工作时穿着平时的服装，手术前也不洗手，医疗器械、纱布、绷带等也没有经过消毒处理。当时谁也没有意识到，正是这样一些司空见惯的现象，造成了手术后伤口化脓的后果。

于是利斯特首先想到在手术前要先进行消毒灭菌。开始他用一种叫做石炭酸的溶液作消毒剂，在给一位断了腿的病人做手术时，他先用石炭酸洗手，洗医疗器械，并且用这一消毒剂喷洒空气和病人的伤口。手术结束时，利斯特又用经过消毒的纱布、绷带给病人包扎伤口；每次换药，也都用石炭酸在伤口周围再消消毒，经过这样一番处理，这位做了外科手术的病人果真顺利地痊愈了。

实践证明，利斯特创造的消毒灭菌法对保证外科手术顺利进行具有重要的意义。于是其他医院纷纷开始学习他的经验，当时全世界的医院掀起了一场大规模的"清洁运动"，手术室开始制定了严格的清洁规定。从1865—1869年，由于利斯特推行的消毒灭菌法，使他主管的病房中，手术后的死亡率由40％降至15％。

利斯特并没有就此停步，他发现石炭酸刺激性太强，会烧伤病人的

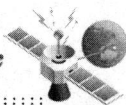

皮肤，于是加进了油和水混合使用。后来他发现如果伤口的周围都能用肥皂洗干净并保持清洁，就没有必要再使用刺激性很强的消毒剂。后来利斯特又发现，高温可以消毒杀菌，于是提倡用煮沸或在酒精灯的火焰上对医疗器械进行消毒。

利斯特是外科消毒法的创始人。他提倡和创造的这些方法，有许多我们在今天的外科手术中仍然在使用。

利斯特创造的外科消毒法挽救了许多病人，但他却是那么的谦虚，他认为这一创造来自巴斯德的病菌是疾病病原的研究成果。所以在巴斯德70寿辰之际，他特地从英国赶到巴黎，专门向巴斯德祝寿，一则表示敬意，二则表示谢意。

61　第一例剖腹术

世界上第一例剖腹术是由美国医生麦克杜威冒着生命危险施行的，这在医学史上有完整的记录。

1809年，在美国的肯塔基州，一位名叫克劳芙德的年轻妇女，因患卵巢肿瘤，腹部日益膨大，肿瘤压迫心脏、肺部，使病人非常痛苦。

当时，麦克杜威是个远近闻名的外科医生，克劳芙德的丈夫琼决定为妻子去求医。他将克劳芙德的病情告诉麦克杜威，并询问治疗方法。麦克杜威思忖了一会，说："只有剖腹摘除那个卵巢肿瘤。"

琼听了一怔，他想，该不是自己听错了吧，剖了腹人不就死了吗？还谈什么治病？！他悻悻然走出麦克杜威的诊所，直抱怨自己找错了医生。

琼回到家，焦急的克劳芙德忙问他医生怎么说。琼嗫嚅着，在妻子

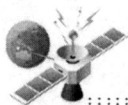

的逼问下，他骂起来："什么医生，说要剖腹。这不要把人往死里治？我们另外再找医生。"

痛苦的克劳芙德镇定地说："难道还有比麦克杜威更好的医生？没有。我这就去找他看病。"

琼死活不让。可是克劳芙德是个勇敢而有主见的女性，她艰难地从床上爬起来，走到马厩里，牵出一匹马，然后踏在一根桩子上骑上马背，策马向麦克杜威的住所维镇跑去。

望着飞奔而去的克劳芙德，琼立即在村子里纠集了许多人，拿着棍

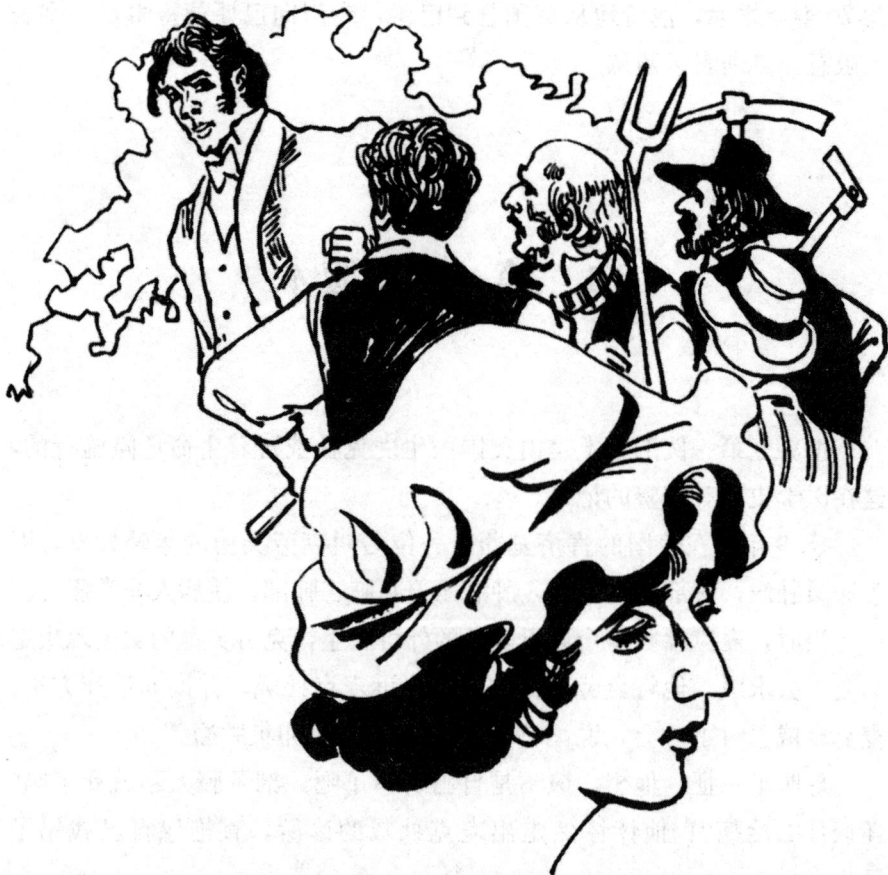

幸亏有病人的支持，才施行了第一例部腹术

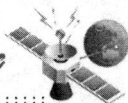

棒、绳索和铁锹，都也骑马赶上去。他们来到维镇，将麦克杜威的住所团团围住。他们将绳索挂在大树上，嘴里嚷着："吊死这个残害人命的家伙！"最后还是琼说了话："如果我老婆治好了，咱们就放了这家伙。如果我老婆有个三长两短，那我们就对他执行私刑！"

麦克杜威住所里，空气非常紧张。屋外那些人剑拔弩张，屋内是一个急待剖腹的病人。即使在科学发达的今天，动手术还需家属的签字，有一定的风险，何况在约200年前的美洲，既无所谓医院，也无麻醉，更谈不上无菌技术。屋里的两个人——医生和病人，各自冒着自己的生命危险，在密切配合下开始了一件史无前例的剖腹手术。

麦克杜威先在病人的腹部切开了一个小口，然后他通过这个小口，用今天看来完全不可思议的方法，将病人腹中一个巨大的卵巢肿瘤一块一块地切了出来。因为疼痛，病人难以支持，手术不得不一次次停下来，只好等病人安静下来再切，所以整个手术时间拖得很长。待最后将伤口缝合好，已近掌灯时分。

当手术成功的消息传到屋外，琼和村民欢呼起来。

200年过去了，当我们想到第一例剖腹术，不由得对麦克杜威为医学献身和克劳芙德密切配合、顽强求生的精神由衷钦佩。

62　自己动手摘阑尾

自己动手摘阑尾，这怎么可能呢？但是苏联的一位名叫列奥尼德·罗戈佐夫的医生，在一无设备二无其他医务人员协助的条件下，成功地为自己摘除了阑尾，创造了手术史上的一个奇迹。

那是在1961年，苏联的一些科学家正在南极进行科学考察。

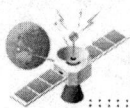

一天，副队长格里戈里刚研究完采集来的标本，做好了笔记，准备休息一下。突然，隐隐约约地听到隔壁房里传来"啊哟""啊哟"的呻吟声。

"像是罗戈佐夫医生的声音，他不舒服了?"格里戈里立即紧了紧身上的羽绒衣，穿过两道门，来到罗戈佐夫的房间。一进门，只见罗戈佐夫蜷缩在一隅，低声地哼着，额上沁出一粒粒黄豆大的汗珠。

"怎么了，罗戈佐夫?"格里戈里慌忙走上前，关心地问道。

"看来是急性阑尾炎。"罗戈佐夫疼痛不堪，但神志很清楚。凭着扎实的医学基础和丰富的临床经验，他准确地判断出，自己是患了急性阑尾炎。

35 岁的罗戈佐夫毕业于莫斯科名牌大学，毕业后留校做了 3 年助教，后来在一所医院里又工作了 5 年。南极科学考察队成立时，需要一名医生，在报名的几百人中，他以优异的书面考核成绩、准确而迅速的手术操作及强健的身体而被选中了。

"阑尾炎! 那可怎么办?"格里戈里有些着急。

"眼下只有开刀，否则一旦阑尾化脓穿孔，脓液进入腹腔，会引起弥漫性腹膜炎，那情况就更严重了。"

"可是谁来开刀? 现在这儿正是黑夜期，飞机不可能起落，既不可能有医生来，也不可能将你送出去。"

"副队长，我已想好了，只有我自己给自己开刀。"

"这怎么可能?! 你怎么看得见自己腹腔里的阑尾啊?"

"我利用镜子。"罗戈佐夫回答说，"请在天花板上给我装一面镜子，这样我就能从镜子里看到我自己的阑尾。事已至此，别无他法。但我决不是蛮干，请你相信我。"

格里戈里想了想，也只好如此了。于是，准备工作按照罗戈佐夫的意见有条不紊地进行着。

格里戈里和其他人在天花板上吊下一面镜子，配好消毒水，取来局麻药……他们又在罗戈佐夫身上铺上一条开有小孔的白被单。

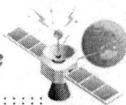

罗戈佐夫躺在床上，忍着剧痛，完全按照正规手术操作要求，先为自己在手术部位注射了局麻药，然后戴上口罩，用消过毒的双手和器械打开了腹腔。通过镜子，他在腹腔中大小肠交界处的下方、盲肠的末端，找到了已经开始溃烂的阑尾。

手术进行得很顺利，罗戈佐夫又检查了一遍，确定没有东西遗忘在腹腔，接着将内脏推回各自的位置，最后将伤口缝合。

这是一次没有先例的手术，它已作为一个奇迹而被载入史册。

63 攻克脑外科

人类的大脑，是控制人类感觉、活动和思维的重要器官。一旦大脑出了故障，轻的会引起肢体瘫痪，重的会失去生命。大脑如此重要的功能，以及其严密的内部结构和极端脆弱的组织，这一切都大大增加了颅脑手术的难度。因此，长久以来颅脑一直被视为手术禁区。

20世纪初，美国有一位神经外科医生，他的名字叫库兴。正是他突破了禁区，并且将颅脑手术的成功率从10％提高到93.2％。

1869年，库兴出生在一个医生家庭。小时候，他是个兴趣广泛的孩子，他喜欢魔术，棒球也打得很好。库兴还是学习刻苦的孩子，从小学到大学，他的学习成绩一直名列前茅。

库兴在哈佛大学医学院就学的日子里，有一件事给他留下了终生难忘的痛苦教训。二年级时，在一次为手术病人进行麻醉的过程中，由于他未能掌握好麻醉的深度，致使病人吸入乙醚过多而不幸死在手术台上。内疚和悔恨几乎使他放弃学业，后来，他决心弄清麻醉的机理。他发觉以前的医生都是凭经验为病人施行麻醉，所以经常有病人死于麻醉

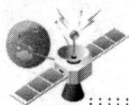

过程。于是，库兴开始了对麻醉的研究。经过两年多的临床探索，库兴和同学们设计出一种表格，他们逐分逐秒测定病人的脉搏和呼吸，填在表格上。医生据此再给病人进行麻醉。这样再也不会发生麻醉不足或麻醉过深的现象了。这种方法今天仍在应用，它有效地保证了手术的安全。

为了使自己成为一个真正的脑外科医生，库兴毕业后不久，又横渡大西洋，到欧洲学习神经生理学。在那里，他研究了血压、呼吸和颅内压力的关系，研究了大脑疾病的定位诊断，研究了所有神经的走向和它们管辖的区域。这些研究都为他日后颅脑手术的成功奠定了坚实的基础。在这期间，库兴还设计了颅脑手术专用的锯子、锤子和钳子等。1908 年，库兴的《头部的外科》著作发表了，这是一部很有影响力的颅脑外科的专著，为脑外科的发展打下了理论基础。

根据临床经验，库兴大胆地开创了一条前人未进行过的颅脑手术途径，不从鼻腔破骨而入，而从侧面额骨进入，沿着颅底越过蝶鞍部位切除脑肿瘤。这样做的优点是，明显减少了手术后颅内感染的可能。新的手术法治愈了一个个病人。

第一次世界大战时，许多颅脑受伤病人都送到当时已声名赫赫的库兴那里。库兴和他的助手们夜以继日，从死亡线上救活了许多伤员。

库兴不仅是一个医术高明的专家，他还对病人充满了爱心。他在手术中一丝不苟，反对那些只图速度的粗糙手术，他要求每一次手术都做得尽善尽美。1931 年，库兴 62 岁生日时恰逢他完成了 2000 例脑瘤手术，政府官员、学术界名流、库兴的学生和学生的学生，为他举行了庆祝会。

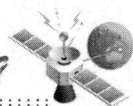

64　陈中伟巧接断肢

1963 年 1 月 2 日清晨，整个城市刚从睡梦中醒来。上海市第六医院骨科病房收进了一名急诊病人。这是一位青年工人，那天上早班，由于一时疏忽，整个右手在右腕上面一寸（约 3.3 厘米）处被冲床切断了，那只被切断的手也带来了。

当时任主治医生的陈中伟立即嘱咐快速安顿好病人，便研究起那只断手来。断手断面比较整齐，肌肉呈鲜红色，皮肤已为灰白色。这是只完全截断的手，能否重新接到他的手臂上去？当时国内外还没有一例这种手术成功的报道。按照以前的惯例，都是将留着的残端缝合，以后再装配上假肢。难道今天也得让这位工人遭此命运？如果要接合断肢，那么将面临很多的困难，失败的可能性也是很大的。陈中伟医生想，路是人走出来的，任何事情都有第一次。他的想法得到了其他医务人员和院领导的支持。于是，一场创造奇迹的行动在悄悄地进行着。

治疗方案很快拟定了。第一步先进行手术，接合肢体。手术室准备好了，麻醉师也已为病人做好了麻醉，所有的医护人员都已各就各位。陈中伟运用他扎实的解剖知识和娴熟的医疗技术，在两侧断面的模糊血肉中，快速清理出 18 条肌腱、3 根神经和 4 条主要血管，接着对上骨头，用不锈钢板和螺钉牢牢地连接并固定下来。然后进行血管吻合术，这是极其重要的一环，只有血液流通了，断肢得到营养才能接活。由于每条血管的直径仅有 2～3 毫米，只有用套接的方法，而不能用缝合的方法。可是他们又从没有试过套接，又没有套接的工具。大家终于想出了用塑料套管套接的方法。花了将近一个小时的时间，第一根血管接通

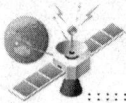

了，第二、第三根血管也接通了。当手臂上端钳住动脉处的血管钳松开时，那只苍白的断了 4 个小时的右手，重又呈现出红润的色泽。大家一阵兴奋，信心更足了。接着肌腱、神经和皮肤也都一一缝合好了。大家终于松了一口气，整个手术用了 7 个半小时。

事情远没有这么简单。第二天，病人的右手严重肿大，到第三天右手肿得比他的左手要大一倍。原来，手术中无数无法接通的微小血管和淋巴管一时无法自然恢复，影响了血液和淋巴液的回流，手就肿了起来。不及时处理，肿胀会把主要血管压扁，血液无法流通，这样就会使接通的手坏死。陈中伟迅速翻阅着国内外各种资料，院领导也邀请了全市有关的专家来会诊。会诊结束后，陈中伟认真研究了会上的每一条意见，决定采用切开的方法。他们在病人的右手背上开了 4 条纵形的切口，顿时，血水和淋巴液像喷泉一样冲出，肿胀被控制了。

以后的情况发展比较顺利，创口开始长出新皮，断面完全愈合。仅一个月时间，病人述说右手开始有了感觉。术后 6 个月，病人的右手已经恢复正常，能写字，能握水杯，也能提重物了。

病人笑了，医护人员笑了。陈中伟医生自手术后几个月以来也第一次笑了。

将全部断失的手重新接上手臂，而且最后使它成活，这在当时的医学界是首创的成功。很快，陈中伟的断肢再接技术在全国、全世界得到推广应用，使失去肢体的人重新得到成为健全人的机会。中国人在这项技术中走在了世界的前列。

1974 年，陈中伟应美国医学界的邀请，参加了全美手外科大会。会上，国际手外科联合会

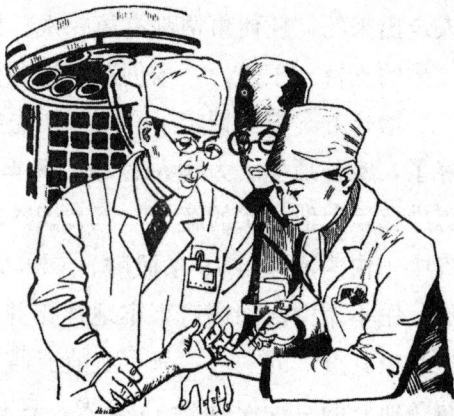

经过了 7 个半小时的手术，终于将已切断的手接上去了

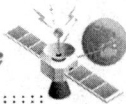

主席奥博兰教授郑重宣布：陈中伟先生是真正的"再植之父"，是断肢再植的创始者和奠基者。

自从陈中伟在显微外科再植断肢取得成功以后，这门医学挽救了许多因事故而失去肢体的不幸的人。1999 年 11 月 10 日，河南平玉县农民李国安在印刷厂值班时，不慎被裁纸机将双手的 10 个手指全部切断。怎么办？李国安才 25 岁呀。于是紧急送到北京积水潭医院急救，外科大夫们细心、耐心地将李国安双手的 10 个手指都接到手掌上了。经过 7 天的观察，接上去的手指肤色红润，病人已能稍稍伸屈接上去的手指——它们被接活了。

据统计，我国为 10 指断离的病人手术再植成功的已有 7 例，北京积水潭医院占了 2 例。

再植断指是显微外科中代表着国际先进水平的手术。

65　改善视力的眼镜

1999 年，世界上有 80 多位科学家根据电脑网页的投票，选出了 2000 年来改变人类世界的发明，一共选出了 11 项超级发明，其中第一名就是眼镜的发明。

这也许是许多人没有预料到的结果，因为在现代的生活中，眼镜已经太普通太常见了。然而我们只要仔细想一想，如果没有眼镜的发明，那么有近视的青少年将怎样才能看清老师在黑板写的板书呢？更何况还有骑车、开车、看电影、看电视等问题，都离不开近视眼镜的使用。

还有，可别忘了，眼镜不仅帮助了年轻人，对许多上了年纪的人也帮助不小。当人们进入 50 岁以后，一般都需要准备一副老花镜，否则

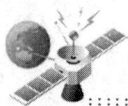

书报阅读就将全都谈不上了。眼镜使开始走向老年的人们阅读和从事精密工作的时间几乎延长了一倍。

这么一说，人们就对发明眼镜的重要性，以及它是怎么发明出来的问题，产生了浓厚的兴趣。然而现在，要追溯清楚眼镜发明的时间和发明眼镜的人，已经有些不太可能了，因为时日确实太久远了。

有记载说，世界上的第一副眼镜大约出现在公元1世纪，使用这副眼镜的是罗马国王。据说他非常喜欢看体育表演，可是视力不好，于是有人用绿宝石做了一副眼镜献给罗马国王。

然而事实上，考古学家们在古代巴比伦（现伊拉克）的古城废墟中发现了古老的透镜，它是水晶石做的。这么看来，古代的巴比伦在2700多年以前就发现了透镜的放大功能。

不过，真正的眼镜可能是在13世纪发明的。13世纪末，在发明玻璃的意大利威尼斯（意大利是最早发明用玻璃制造镜子的国家）出现了第一副用玻璃制成的双凸眼镜。然而还有一种说法，认为眼镜是从中国引进的。因为元朝时到过中国的意大利人马可·波罗在他的《东方见闻录》中记载说："中国老人为了清晰地阅读而戴着眼镜。"这里所说的眼镜，都是为改善老人视力而使用的凸透镜。

而近视眼镜则相反，它是一种凹面镜，大约到15世纪时才出现。古老的眼镜都把镜片装在木框里，需要时举起木框观看。后来又把镜片装在帽子上，也有用绳子把它系在头上或套在耳朵上。各式各样的镜架是到近代才出现的。

至于透过镜片能看清远处或近处物体的光学原理，有记载说，那是11世纪时阿拉伯学者阿尔哈森阐明的，他还发表了自己的研究成果。1270年，英国的罗格·培根更仔细地研究了镜头特性。

眼镜，由于它与普通人的生活关系是那么密切，既实用，又简单，所以它很快就被全世界的人所接受了。

使用隐形眼镜现在已经相当普遍了，而且特别受到青年女性的喜爱。那么，隐形眼镜是怎么发明出来的呢？

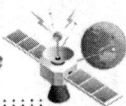

隐形眼镜是由西德的赫尔曼·韦尔克研究发明的，最初它的名字叫接触透镜。

韦尔克在小时候视力就特别不好，小小年纪就不得不佩戴眼镜，但是他觉得镜架架在鼻梁上特别不方便，从那时起他就想发明出一种不需要镜架的眼镜。

长大后，韦尔克成为一位电学家，又是机器制造和设计师。起初他试制的透镜并不直接与眼球的角膜接触，但是韦尔克继续研究，1946年又制成了一种硬性的微型接触透镜，可以直接镶嵌在眼球的角膜上，这就是最早的隐形眼镜。不过因为材料是硬性的玻璃之类，这样的试验当然是很危险性的，而且佩戴也并不方便。

经过继续研究，韦尔克终于研制出一种软质的隐形眼镜。它用一种新的高分子材料制作，透镜柔软，戴在眼球角膜上比较舒适，而且因为它透明不容易被外人察觉，所以也就增加了美观性。很快，这种眼镜就被许许多多青年女性接受和使用。

据20世纪80年代的资料，1984年，仅在西德就有200多万人在使用隐形眼镜。到15年后的今天，隐形眼镜的佩戴者不知又增加了多少倍。至于那位研制发明了隐形眼镜的韦尔克，他仍旧不满足，在古稀之年还在研究一种不用每天夜晚就取下来的，而且是可以长期佩戴在眼睛里的隐形眼镜。

66 别让误入气管的异物憋死了

一名5岁的小孩，在吃花生时，不当心把花生米呛到气管里去了，马上憋得满脸紫绀、呛咳、呼吸困难，紧急送到医院，终于没能熬到取

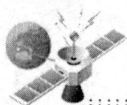

出这粒花生米的时间。小孩就这样被一粒花生米活活地憋死了。

这种病例在医学上称为呼吸道异物阻塞，一般要通过 X 光透视后，由大夫手术精心取出异物。所以做家长的特别要注意，别让婴幼儿被小玩意，如弹球、扣子、别针以及花生米、水果核等呛到气管里去。说起来这好像是生活中的小事，真正发生了，还真"要命"!

其实这种呼吸道异物堵塞的情况，不仅发生在婴幼儿的身上，大人也可能发生。

可能使你感到惊奇的是，为了抢救这样的病例，有一位大夫发明了一种"急救法"，又简便，又有效。这位大夫名叫海姆利希，他发明创造的这种异物阻塞急救法就叫"海姆利希急救法"。

海姆利希是美国人，他毕业于康奈尔医学院，是一位富有开创性的胸外科医生。经过多年的实践和研究，他于 1974 年创造了这种简单、快捷且效果很好的呼吸道堵塞急救法。然而，这一急救法得到社会认可、被人们接受和使用，却经历了十多年的时间。

当时海姆利希在犹太医院当大夫，接触到一些因食物等异物呛入气管而引起窒息的病人，而且注意到这类由于窒息而导致的死亡，在突然死亡症中占到第 6 位。因为气管呛入异物导致窒息，而人的大脑由于缺氧受到损伤以至引起死亡，其过程往往只有短短的几分钟。所以等待 X 光透视后再取出异物，往往已经来不及了。特别是传统上采取的方法是拍拍患者的背部，以为这样拍一拍就把异物拍"下去"了，这也是不可取的，而且有时会更危险，因为这样一拍，异物下滑，也许会卡得更深更紧。

海姆利希努力在寻找一种"特别简便以至于任何人都能掌握的方法"，而且终于创造出了这种方法。简单地说，这就是"次隔膜压力"推压法，并且于 1974 年在《急诊医学》杂志上发表了一篇论文，阐述了他的"次隔膜压力"推压法。两个月后，鉴于使用这种推压法有效地抢救了两例呼吸道呛入异物的病人，《美国医学协会》杂志特地将这种推压法称做"海姆利希急救法"。

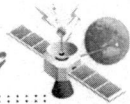

一开始，这种方法当然不会马上就被人们接受。1976年，美国的里根（后曾连任两届美国总统）正在竞选总统的时候，意外地在吃花生时被呛住了，他的事务副长官迪弗机敏地用胳膊抱住里根，在他的横隔膜下方用拳头使劲挤压。当迪弗第二次再用劲推压时，卡在里根气管里的花生米竟飞了出来，里根奇迹般地逃过了这一劫。

使用海姆利希急救法还曾经成功地抢救过一些美国名流，如美国著名影星伊丽莎白·泰勒，还有原纽约市市长埃德·科克。当然，名人效应也使海姆利希急救法很快在社会上得到重视和认可。

海姆利希在推广自己发明的气管异物堵塞急救法的同时，还说服美国红十字会改变传统上采用的"拍背部"方法。海姆利希认为，"拍背"会使异物更深地呛入气管，"这可是人命关天的事"。经过十几年的宣传，海姆利希的观点终于被人们普遍接受了。1985年，一位将军级的军医指出，"拍背"是"很危险的"方法，并且表示海姆利希创造的推压法是"所有呛噎窒息应急措施中最好的急救技巧"。现在，美国有很多州要求餐馆人员掌握海姆利希急救法，以便顾客由于食物呛噎时可以急救。

海姆利希对自己创造的挤压法又进一步引申到对溺水者的抢救，并认为采用他创造的方法可以帮助溺水者将进入肺部的水排除干净，这是抢救的首选措施；第二步才是口对口的人工呼吸。不过这个建议还在争取付诸实施。

1999年，海姆利希79岁。他很为海姆利希急救法的创造而自豪，曾说："只要人们呛入异物或不幸溺水，他们都会知道海姆利希的！"

虽说海姆利希急救法在美国推行得日益普及，而海姆利希本人也因此获得"救命先生"的美称，然而这个急救法在我国似乎还只是一种新事物。

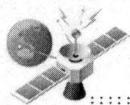

67　外科手术将不用刀

外科手术开刀的历史，在国内和国外都较长。因为古代人免不了要打仗，打仗就会有人出现刀伤、箭伤、枪伤，这些创伤都离不开外科手术的治疗。

在我国关于外科手术的记载，当以华佗为代表。那是在 1700 多年前的三国时代，蜀国名将关羽在作战时胳膊上中了一支毒箭，请华佗给他治疗。由于箭毒已经随着箭头进入关公的肌肉，不迅速将毒除去，就可能流向全身，造成生命危险。华佗诊断后认为必须动手术将箭毒除去，就把关公胳膊上的皮肉割开，用刀刮去骨头上的箭毒，刮得嘎吱嘎吱作响。箭毒刮干净了，敷上药膏，关公果然不久就痊愈了。这就是历史上有名的"刮骨疗毒"的故事。当时可能还没发明出麻药，为了分散开刀时产生的疼痛感，关公就在手术时和别人下棋，以分散自己的注意力。

不过华佗还是发明了麻醉药。据说有一次给一个船夫的腹部开刀，取出腹中已经发炎溃烂的脾，做这项手术时，华佗就用了"麻沸散"进行全身麻醉。

后来华佗得罪了曹操，曹操把华佗抓来，最后把他杀了。华佗写的几本医书，就在他临刑前一天亲自烧掉了。所以华佗的外科手术和他发明的麻沸散未能流传下来。

在西方，历史上也有一位著名的外科手术家，他就是法国的外科医生帕雷。帕雷 1510 年生，年轻时到巴黎王宫医院当一名理发师—外科医生学徒，学习解剖学和外科学。1536 年作为军医随军队出征，1552

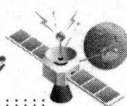

年任法王享利二世的外科医生。

帕雷当学徒时为什么是理发师—外科医生学徒呢？原来，在16世纪的时候，外科手术是由理发师进行的。当时的人们认为：枪伤是有毒的，在处理时要用烧红的烙铁或烧沸的油去灼烫伤口"消毒"，这种活儿理发师干就可以了。然而这种手术使病人疼痛不堪，而且免不了事后感染红肿。

帕雷做了外科医生以后，认为这种方法太野蛮了。在一次缺油的情况下，他改用鸡蛋黄、玫瑰油、松节油相混合，代替沸油敷在伤口上，这样一来，不仅减轻了病人的痛苦，而且痊愈快。于是从帕雷开始，废除了沸油浇灼伤口的外科手术治疗。

1552年，帕雷在给一个伤员进行下肢截除手术时，他采用结扎动脉血管的方法给截肢的伤员止血，也不再用烧沸油的方法，所以帕雷是采用结扎法止血的第一位外科大夫。

特别是帕雷为了给国王路易十四治疗肛门瘘管，发明了一种前面延伸出探头的瘘管手术刀，为路易十四国王做了瘘管手术，国王康复后非常感激帕雷，特地奖赏他15万里维（法国古代的一种货币单位）。这种手术刀的发明，还给其他许多肛瘘病患者解除了痛苦。

帕雷在外科手术方面还有许多创造，他本人也写了《枪伤治疗法》《外科学教程》《帕雷全集》等著作，所以有些医史学家称帕雷是"现代外科之父"。

当然，后来外科学成为一门专门的医科，它包括的门类就很丰富了，有普通外科手术、骨科手术、泌尿科手术、胸科手术、心血管手术、脑神经手术、妇产科手术、眼科手术、耳鼻喉科手术及整形外科手术等等。从电视上我们也可看到，进行一次较大的外科手术时，程序是很复杂的，使用的手术刀也是多种多样的。

然而进入20世纪80年代以后，外科手术已经发展到不一定需要用手术刀了。那么，用什么工具、什么方法做外科手术呢？

这是借用了物理学领域发展的成果，举例说，可以利用激光产生的

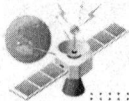

热作用代替手术刀。它像手术刀一样锋利，做手术时非常准确，用低能量的激光对准手术的部位打开一个小孔，手术时只切除手术部位而不损伤其他组织；手术后再用强能量的激光，可以同时达到凝血和封闭小血管的作用。这样的激光"刀"对精密的眼科手术如青光眼的手术适用，对较大的手术如切割癌肿瘤也适用。而且进行手术使用的是"光线"，不接触传统方法上采用的手术器械，所以手术后感染的机会也少。目前在中国，这种激光手术已在外科、妇科、五官科、眼科、口腔科、皮肤科、肛肠科及整形科等应用，而且使用的各种型号的手术机也是我国自己制造的。

还有一种先进的手术"刀"是超声"刀"，就是利用超声波强烈的振动作用和局部转换的热能切割组织。如做肝叶切除手术，超声刀只将肝叶"切"除，而胆管、血管仍旧保留着，所以这种手术比较安全。

还有微波"刀"，利用微波进行切割；还有等离子体手术"刀"，简称等离子"刀"；还有应用冷氮等致冷的"冷刀"；利用高速喷射的水流做手术的"水刀"以及玻璃手术"刀"等等。所以，医学界认为，将来对病人进行外科手术，可能不再使用手术刀。

68　罗威尔"重披战袍"

1973 年的一天，一场足球赛正在进行。英国队的中锋是大名鼎鼎的球星罗威尔。上半场，罗威尔灌进对方一个球。现在是下半场，罗威尔已经跑位到对方禁区，背对对方球门。正好后卫传来一个高球，只见罗威尔跃起，一个漂亮的倒钩，八成又进了！忽然只听"啊"的一声惨叫，罗威尔倒在地上，比赛暂停。裁判看他无法继续踢球，立即示意队

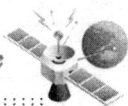

医把他抬下去。原来，罗威尔用力过猛，左膝一根主要韧带断裂。

为罗威尔进行治疗的是詹金斯医生，他是英国威尔士大学医院矫形外科医生。詹金斯为罗威尔动了手术，将断裂的韧带缝接了起来。谁知三天以后，罗威尔又拄着拐棍来找詹金斯医生，接好的韧带又断了。詹金斯心想，用传统的缝接方法韧带很容易再次断裂，看来是启用"秘密武器"的时候了。

詹金斯的"秘密武器"，原来是一种最新研制出来的材料，叫碳纤维束。这种碳纤维束，是将1万根比头发丝还细的合成纤维绞合在一起，然后在2500℃高温下使它们碳化后而成的。这种碳纤维束比钢丝还坚韧，比尼龙束还柔软，詹金斯认为，这种材料可以用来代替人体中的韧带。为了郑重起见，詹金斯在将这种理想的人造韧带的材料运用于临床之前，已经先后在兔子、羊等许多动物身上做过实验，效果很好。通过解剖他还发现，由于这种碳纤维束来自于天然的有机物，当将它制成人造韧带，植入动物体内后，不仅起了代替韧带的作用，还能和动物体内的组织长合在一起，形成新的韧带。本来詹金斯准备再积累些数据，让"秘密武器"更成熟些，然后再运用于临床。鉴于罗威尔的病情，詹金斯决定提前使用，由罗威尔第一个接受人造韧带。

手术在威尔士大学医院进行。只听得一会儿是电钻声，一会儿是剪刀、锤头声。当詹金斯为罗威尔系上人造韧带后，便开始调节人造韧带的松紧。这是极其重要的一环，绷得太紧，关节被牵制住了，无法活动；放得太松，不能产生牵带作用，那人造韧带不等于白装了?! 经过三番五次的调整，总算满意了。詹金斯为罗威尔缝合伤口，打上了石膏。

整个手术进行得很顺利，只花了一个小时不到的时间。詹金斯充满信心地对罗威尔说："最多半年，你又能踢球了。"罗威尔将信将疑。手术后第三天，罗威尔躺不住了，他试着拄着拐棍下床，发现竟已可在病房中走上两圈。一个半月以后，拆去石膏。罗威尔发觉，他的右膝关节比韧带拉断前更听使唤，伸屈自如。他能不扶墙、不拄拐棍，自己慢慢

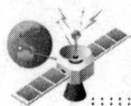

地站立和走路了。6 个月后，球星罗威尔又重披战袍，在绿茵场上驰骋了。

对罗威尔的伤腿，詹金斯进行了跟踪。在仪器透视下，那根装进去的人造韧带已经消失得无影无踪，原来它已经被人体吸收了。在人造韧带的位置，长出了一根人体自己的新韧带。

从此，詹金斯发明的人造韧带正式运用于临床。

69 人工心肺机的诞生

28 岁的美国临床实习生吉本是一个聪明好学、能干勤奋的青年医生。他高高的额头里似乎蕴藏着无穷的智慧，一双炯炯有神的眼睛里透露出机敏。他常爱一个人靠在沙发上，眼睛微微眯着，陷入深深的沉思中。平常他还喜欢摆弄各种机器，拆拆装装。

一天下午，大约 3 点钟，病房里收进了一个女病人。她在 15 天前做过一次胆囊手术，不幸在手术中产生了静脉血栓，粗大的血块牢牢地堵塞在肺动脉的分支上。病人情况很严重，呼吸急迫，血压下降，脉搏微弱。

按照分工，吉本的任务是每 15 分钟测量一次病人的血压和脉搏，如果有什么意外，及时向主治医生汇报。吉本对可怜的女病人怀着同情心，这一夜他没有合眼，按时量取血压和脉搏，可是他没法给病人提供任何一点其他的帮助。接近黎明时，病人死去了。

吉本离开病房时，眼前老是浮现出女病人临死前痛苦的神情和青紫色的嘴唇。他想，病人是死于缺氧，如果有个装置，能把病人静脉内的血液接出来，通入足够的氧气，然后再输回病人的动脉。这样，医生就

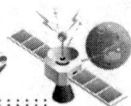

能争取时间，设法取出肺动脉里的血凝块，病人也就不至于死去。

这个想法此后一直萦绕在他的心头。十几年后的1939年，在其他医生和工程师的配合下，吉本终于研制出第一台人工心肺机。这台人工心肺机分三个部分：动脉泵，相当于人工心脏；血液氧化器，即人工肺脏；血液传送系统。另外还有些附加设备，如贮血器和滤血器等。

他们用狗和其他动物进行过无数次实验，确认心肺机可以使血液体外循环达30分钟以上。实验动物死亡率也已从80％下降到12％。经过4年的实验，人工心肺机不断得到改进，已经可以用于临床为病人服务了。

1953年5月6日，吉本第一次将人工心肺机运用于病人。这是一位18岁的先天性心脏病女患者，她的左右心房之间有一处缺损，这样动脉血和静脉血相混，使她多次发生心力衰竭，所以医生决定给她做一次心脏手术。吉本在这次手术中用人工心肺机代替了病人的心肺，进行了体外循环。医生和护士利用这机会，迅速打开心脏，缝合了缺损，整个手术只用了26分钟。当两个月后病人出院时，她一再感谢吉本，感谢所有的医生和护士。

吉本发明的人工心肺机，为人类的心脏手术找到了一把钥匙。今天，心脏手术再也不是禁区，但我们不能忘了那些找到钥匙的人们。

70　人造的蓝色血液

1966年7月的一天，美国辛辛那提儿童医院的实验室里，利兰·克拉克博士刚做完一个实验，按照习惯，他要清点一下做实验用的老鼠，结果发现少了一只。于是，他仔仔细细地搜寻起来，终于他看到了

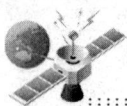

那只失踪了的老鼠，原来掉进一瓶氟碳化合物溶液中去了。

于是，他赶紧去捞起那只已经沉到瓶底多时的老鼠。他以为这只老鼠准淹死了，谁知，那只湿淋淋的老鼠忽然抽搐了一下，还睁了睁眼睛，原来它还活着。

这就奇怪了！老鼠掉在溶液里几个小时了，居然还活着！这真是一件不可思议的事。克拉克仔细看了看瓶签，那是一瓶三氟丁基四氢呋喃的溶液，简称氟碳溶液。难道这瓶氟碳溶液里有什么不为人所知的奥秘？

于是，克拉克决定暂停原来的研究课题，抓住这一偶然的发现开始了新的研究。克拉克把老鼠分成四组，分别浸入氟碳溶液中 1 小时、2 小时、3 小时、4 小时，这些老鼠果然都还活着。他又将这些老鼠一一解剖，发现在它们的气管、肺部都充满着氟碳溶液。克拉克开始研究起这种氟碳溶液。他发现，在氟碳溶液中悬浮着许多氢碳分子，氢碳分子的携氧能力特别强，约是水分子的 20 倍。当老鼠浸在氟碳溶液中时，它仍能从进入肺和气管的氟碳分子中得到氧，所以它不会死去。

克拉克将他的发现写成论文发表了出来，一下子轰动了整个科学界。当时有许多科学家正在寻求人造血液，克拉克的发现使科学家受到很大启发。血液在体内循环的重要功能之一，就是将氧气输送到全身，既然这样，是否可以用氟碳溶液做人造血浆呢？很多科学家开始了对氟碳溶液的研究。

不久前，俄罗斯科学家用过氧化氟成功研制出人造血浆，并且已应用于临床外科手术。过氧化氟是一种惰性物质，不易与人体内的任何物质发生反应。同时，它溶解和携带氧气的能力比真正的人体血液还强。这种人造血浆呈蓝色，称为"蓝血"，曾在阿富汗战争中作为试验性血浆代用品，拯救了成千上万名受伤的士兵。由于这种血浆粒子很小，所以不易发生血栓。而以美国和日本为主的科学家研制的、被称为"红血"的人造血浆，由于人造红细胞无法像天然红细胞一样呈两面凹形状，而且颗粒较大，易引起血栓，所以实验尚未获得成功。

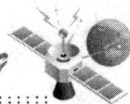

人造血浆的优点很多,它能补充真血的不足,可以在制药厂大批量生产;使用人造血液可以不受血型的限制,还可以避免真血中带有病毒、病菌等的可能,绝对不会产生交叉感染。但是人造血浆也有缺点,如它只能代替血液的输氧功能,而不能代替血液的其他功能,如向全身供应营养、维持体内酸碱和水盐平衡、消灭入侵的病原体、凝血止血、帮助伤口愈合等。

相信不久的将来,更理想的人造血浆一定会制造出来!

71　人造急救的皮肤

皮肤是人体的第一道防线,一旦人的皮肤被大面积烧烫伤后,病菌就会长驱直入,使人们感染疾病,有的病人因此而丧失生命。对烧伤病人,传统的治疗方法之一是植皮,但这种方法有很多缺点,首先,大面积烧伤的病人往往自身没有多少健康的皮肤可以移植;其次,植皮并不能代替抗感染。

这种情况,使得以救死扶伤为己任的外科大夫想到,是不是可以利用现代的科学技术和生理学上对皮肤的构造和机理的认识,设法造出人造皮肤来呢?美国波士顿麻省总医院外伤救治科主任伯克医生就是这样设想的。他在 20 世纪 50 年代末花了几年的时间分析人类皮肤的化学成分,希望能制造出一种与皮肤一样的东西,可惜一次次的实验都失败了。

1969 年 12 月,在麻省理工学院工作的生理化学家颜纳斯听说伯克在研究人造皮肤,就打电话给伯克,表示愿意与伯克合作。原来颜纳斯也在致力于人造皮肤的研究,他是专门研究构成皮肤的一种主要蛋白质

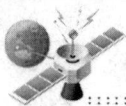

胶原的。

经过 6 年的合作，颜纳斯和伯克才在理论上得到重要突破。他们发现，皮肤中的胶原纤维是与另一种叫做葡萄糖胺聚糖结合在一起的。如果从牛皮等容易获得的物质中提炼出胶原，再与葡萄糖胺聚糖结合，制成一种胶原——葡萄糖胺聚糖结合的物质，再用化学方法和物理方法加以处理，就可以得到一种柔软、多孔、能促进健康皮肤在周围生长的物质。

为了检验他们制造出来的这种物质是否真有代替皮肤功能的作用，颜纳斯和伯克又利用豚鼠做了一次实验。他们将豚鼠麻醉后取去一部分皮肤，然后敷上自己研究发明的人造皮肤。然后，他们紧张地注意观察这只豚鼠人造皮肤生长的状况。几个星期过去了，人造皮肤在豚鼠的皮肤上生长良好，与周围的皮肤渐渐结合在一起了，而且这当中不需要加用抑制免疫系统以防止异体排斥作用的药物。

人造皮肤试制成功以后，第一个试用的病人是一个名叫苏珊娜的小女孩。在一场大火中，苏珊娜浑身都被烧伤，看上去整个人焦黑一片。由于没有皮肤的保护，苏珊娜发生严重的感染，生命岌岌可危。

为了挽救苏珊娜的生命，因为传统的植皮方法又不能用，所以伯克博士决定试用人造皮肤。在手术室里，伯克博士仔细地清洗了患者的伤口，切除烧焦了的皮肤，把人造皮肤覆盖在伤口上，然后与皮肤缝合。

手术以后，苏珊娜的伤势明显好转，感染也被控制住了。一个月以后，伯克揭去人造皮肤表层的硅橡胶薄膜，只见嫩红的真皮肤长得好好的。在场的医护人员和苏珊娜本人都惊喜极了，没想到人造皮肤竟使病人的烧伤好得这么快，这么彻底，又毫无感染的危险。

伯克后来又将人造皮肤用于一大批烧伤病人，效果都很好。可以说，人造皮肤的发明，开创了烧伤医学的新时代。

科学在发展，人造皮肤只能表示烧伤医学发展过程中的一个阶段，它并不能代替真正的皮肤。目前，科学家正在研制一种真正的人造皮肤。这种人造皮肤会像真的皮肤一样，能出汗，有冷、热、痛等感觉，

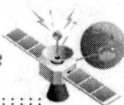

也能抵御细菌的入侵，它能永久地留在人体上，完全代替真的皮肤。

72　为烧伤患者培植真皮

科学家正在研究一种真正的人造皮肤，是什么意思呢？有什么必要吗？

首先是出于必要。因为人体的免疫系统决不能允许不是自己身体上的东西生存在自己的身体里，所以敷贴到烧伤病人皮肤上的代替物，只能停留短暂的时间，时间一长，就会由于异体排斥作用而使移植上去的人造皮肤死亡。

要使人体接受移植进去的皮肤，就必须是失去部分皮肤病人自己的皮肤。所以，科学家们又将目光转移到利用病人自己的皮肤上来，希望病人自己能够造出真正的皮肤来。

在传统的治疗方法中，最好的方法是从烧伤病人自己身体中还没有烧伤的皮肤里，取下一块，把它们切成一小丁点一小丁点，分散地敷贴在已经被烧伤没有皮肤的地方，让它们在这些地方一点点地生长、扩展，使已经烧伤没有了皮肤的地方渐渐地有了覆盖身体的表皮。但如果烧伤病人被烧伤的皮肤面积太大，留下的好皮肤面积又太小，那就只好暂时用猪皮，或从死人尸体上取出的皮肤覆盖在没有皮肤的地方。应该说，这种做法是比较科学的、合理的，但是这样一来，还始终存在着异体排斥的现象。

既然这样，还有另外更好的补救办法吗？20 世纪 90 年代，用病人自己的皮肤做人造皮肤的方法有了突破，这就是借助了组织培养法的帮助。这种方法说起来一点也不复杂，只要从病人的身上取下一小块皮

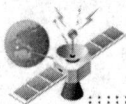

肤，将它放在试管中培养繁殖，当繁殖到足够的数量时，再把这取下的组织的细胞一个一个地分离出来，将它们分别放在培养基中培养，这样培养出来的细胞在结构上与本人的皮肤组织相同。再将它移植到受伤病人的肌肉上去，它们就会像天然的真皮那样，按照皮肤的组织结构形成角质层、生发层、棘层和基底层等正常生长，而且不留疤痕，也不存在异体排斥作用，因为培养出来的皮肤细胞是从病人身体自己的皮肤上取出来的。

这种方法当然比 20 世纪 70 年代伯克和颜纳斯他们俩所进行的人造皮肤的方法更先进。不过目前还在实验阶段，然而离实际的临床应用大概也不会很远了，因为从理论上看，这些技术现在都是可行的。

73　人造一个肾脏

1910 年的一天，在美国巴尔的摩市一家医院里，一位年轻的医生阿贝尔阴沉着脸坐在那里，原来一个患尿毒症的病人刚刚死去。阿贝尔大学毕业后，在这家医院才工作了两年却已经看着 30 多个尿毒症病人死去。

眼看着尿毒症一次又一次夺去病人的生命，一种强烈的职业道德感和责任心促使作为医生的阿贝尔暗暗下定决心，一定要战胜尿毒症。

阿贝尔知道，肾脏是人体的一个重要器官，每天肾脏都要把人体代谢过程中产生的废物透析到尿液中，然后排出体外。如果一个人的肾脏功能衰弱，丧失了透析能力，代谢过程中产生的废物就排不出去，便会在体内聚积，引起全身中毒，这就是尿毒症。对尿毒症，长期以来一直没有有效的治疗方法，所以这种病人很少有治愈的。

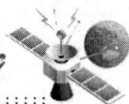

　　阿贝尔想，肾脏实际上是一种独特的膜，它能有选择地进行透析，能把人体中的废物透析到尿液中排泄出去，而让有用的物质，如血细胞、蛋白质等留在血液中继续循环。如果能仿造出这样一种膜，就能代替衰竭的肾脏了。

　　从那以后，阿贝尔每天上完 12 小时的班以后，就钻进一间小实验室里进行研究。在短短的两年中，他共做了 1000 多次实验，试用了各种各样的薄膜进行透析，可是没有一种是理想的。这些薄膜，要么滤孔太大，连有用的物质都一起滤了出去；要么滤孔太小，连废物也无法滤出。

　　一天，阿贝尔特意去请教大学时代的老师——凯恩教授。凯恩教授听完他的想法后，帮他分析了几种材料的性能，建议他试试一种叫火棉胶的薄膜。阿贝尔回到实验室，立刻进行火棉胶薄膜透析性能的试验。他在漏斗里装上火棉胶薄膜，然后将血液倒进漏斗里。过了一会儿，滤液下来了，一滴、两滴……直到全部滤完。阿贝尔检验了这些滤液，发

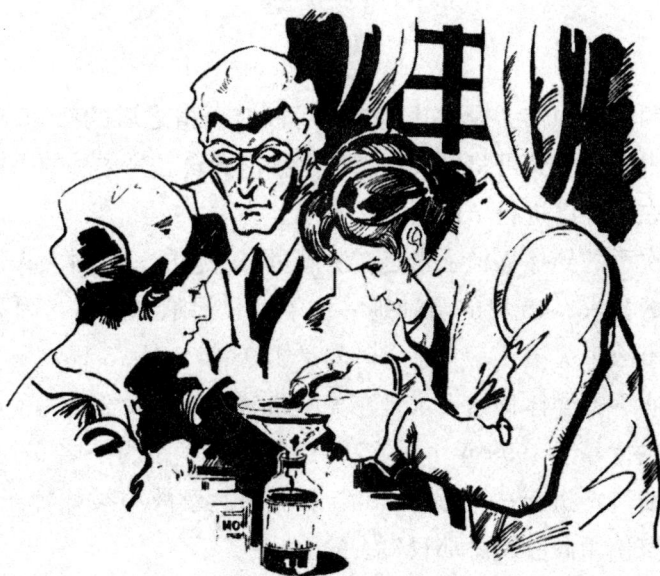

利用透析膜研究人造肾脏

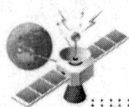

现火棉胶薄膜只滤出了各种废物，而血细胞和蛋白质却没有滤出，和肾的功能相似。

阿贝尔又用兔子进行了实验，他用火棉胶透析薄膜来代替兔子的肾，结果实验也成功了。阿贝尔高兴极了，因为如果火棉胶透析薄膜能代替人的肾，实际上可以说是发明了世界上第一个人工肾脏！这一年是1912年。

人工肾后来经过不断改进完善，已基本可替代肾脏的排泄功能，可以对血液进行透析，成为治疗和抢救肾脏衰竭病人的有效措施，延长了许多病人的生命。

74　移植上别人的手

在中国的陈中伟大夫成功地进行了断肢再植之后的第35年，断手的再植手术已进步到可将别人捐献的手移植到自己失去手的手臂上。这样的手术在国外已进行了两次。

第一次手的异体移植手术是在法国里昂进行的。外科大夫们为一名澳大利亚的犯人、48岁的哈勒姆移植了一只捐献者的手，因为他在监狱工厂的事故中失去了一只手。时间是1998年9月23日。

第二次手的异体移植手术是在美国路易斯维尔大学，由手外科专家巴克博士主持，于1999年1月25日进行。手术是为一名37岁的急救员马修·斯科特进行的，他在13年前的一次事故中被炸掉了一只手，多年来一直使用假肢代替那只失去的手。

进行这种异体手移植手术的难度，显然要比断肢再植的难度大。因为用来移植的那只手，毕竟不是斯科特本人的，所以大夫先要测量好斯

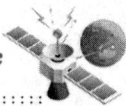

科特那只完好的手臂的长度，以保证移植后他的两只手臂能一样长。

虽说一只手的重量一般只有 500 克，然而它的内部结构却非常复杂。它一共有 27 块骨骼，28 块肌肉，3 根主神经，2 根主动脉，还有无数的筋腱、静脉和软组织。必须将它们一一细心地缝合上，确实是一项非常精致的手术。由巴克博士主持的这个手移植小组，专心致志地坚持了 15 个小时才得以完成手术。

这两例异体手移植手术都进行得很成功。在电视上，人们惊奇地看到第一例手移植的哈勒姆，用他那只被移植的手端起了一只咖啡杯；而第二例进行手移植的斯科特，则在费城菲利斯棒球队举行的家庭游戏中，用他那只被移植的手掷出了棒球。

虽然手术是如此成功，但并不意味着由此万事大吉。因为移植到本人身体中的那只手，会不断受到本人的异体排斥作用，所以进行了这种手术的患者，必须不停地服用机体抗排斥的药物，而且是终身服用。

当然，在进行这一异体移植手术之前，大夫们已经向病人说明了这种情况，让病人考虑好是愿意用假手代替失去的手，还是愿意终身服抗排斥的药，以获得一只可以自由活动的手。斯科特选择了后面这个方案。要知道，所服用的抗排斥作用的药是有副作用的，它会使服药的人丧失对所有感染的抵抗能力，其中最大的威胁是可能得淋巴癌。然而斯科特认为，拥有一只有血有肉能自己控制的手，是必要的。

因此，异体移植在医学界存在着两种态度，一种当然是积极赞成的；而另一种则认为，在医学上没有找到更好的抗异体排斥作用的方法以前，冒着损害自己健康的危险而接受异体移植，需要好好考虑比较。

斯科特由于能坚持服药，他那移植的手仍旧保持着正常的功能，本人的健康情况也还良好，这给进行断肢异体移植的大夫们增强了信心。那些给斯科特进行异体手移植手术的大夫们，又在考虑进行同样的手术。

至于那位于 1998 年进行手异体移植的哈勒姆，因为涉嫌诈骗而将在澳大利亚接受审判。手术后他为了躲避来自澳洲的调查人员，也就未

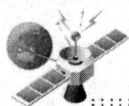

能正常接受大夫的检查和做必要的治疗，他那移植上去的手虽然当时接活了，然而现在已失去了一切功能。

75　首创动物—人体器官移植

　　1953 年，在美国外科医生基恩·里姆兹马主持工作的特别护理病房里，有 6 位肾病患者的肾功能已经到了衰竭的程度，生命垂危。如果还没有条件给他们植入一个健康的肾，病人就不可避免地会因为肾衰竭、尿中毒而死亡。

　　里姆兹马大夫对病危的病人充满同情，但是一时实在是没法找到能献出可供移植肾脏的对象。情急无奈之下，里姆兹马大夫作出一个大胆的决定：将黑猩猩的肾脏移植到肾功能衰竭的病人的身体里去。虽然他也明知如果将异体的器官移植到病人的身体里去，必然会受异体排斥，排斥反应会使移植进去的器官死亡，但是眼下这是惟一的办法了。

　　这是发生在几十年前的事了，按照今天人们对医学的认识来看，真有点不切实际。但在当时的医生们看来，猩猩和人类非常接近，移植一个黑猩猩的肾也许和移植一个非血亲的人体器官差不多，所以大家都接受了这一大胆的医疗方案。

　　于是，就在这所新奥尔良图兰大学医疗中心，以里姆兹马为主持人，进行了第一次动物—人体的器官移植外科手术，为 6 名濒临死亡的肾功能衰竭的垂危病人移植了黑猩猩的肾脏。手术应该说是进行得很成功的，因为病人们全都活了下来，其中有一位还恢复到可以重新上班的程度。于是大夫们深受鼓舞，又为另外 6 名患者做了同样的实验，但给他们移植的是狒狒的心脏。

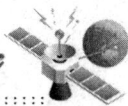

然而结果却是很悲惨的，这12名患者无一例外地都陆续死亡了。这么看来，做动物—人体器官移植的实验结果是失败的。里姆兹马大夫不得不终止这一开创性的外科移植动物器官的实验，但他却也看到了这次实验的一线曙光。他提醒人们说："其中有一名患者活了9个月，这项结果值得注意。"

几十年的时间过去了，人们对生理学、医学的认识当然有了进一步的提高。为什么将动物的器官移植到人的身体里去，不能被人体所接受呢？这里因为，人体的血液中有一种免疫细胞，它们就像人体的警戒部队似的，在身体中不停地巡逻。如果发现不是自己身体中的组织，它们就集中地围了上去，断绝了它的血液供应，移植进去的异体器官就这样因缺氧而死亡——这就是医学界常称之为异体排斥作用的原因。

科学技术发展到今天，促使医学家们产生了一个新的设想：将移植进去的异体器官"乔装打扮"一番，使人体中的免疫细胞辨认不出来那是异体器官，这样是不是就可以避免免疫细胞的围攻和围剿，使之在人体中存活的时间长一些，而且能不断发挥它的作用呢？

而且，医学界还认为，虽说猩猩、狒狒之类的灵长类动物与人的血源关系似乎稍近一些，然而这些动物也太难找了，价格昂贵（因为稀有），也不能满足更多的需要移植器官的病人的需要。所以进行动物—人体器官移植的理想对象首先是猪，因为猪的内脏器官和人的器官几乎是一般大小，而且猪的繁殖率高，一般一胎就有十来只小猪，来源好找。而且猪的最后结局免不了是人的餐中物，所以用猪的器官作为人的器官移植的首选物，十分理想。

接下来的实际问题是怎样才能将猪器官乔装打扮，使它存活在人体中不至于被人体的免疫细胞发觉。这就需要感谢基因工程带来的新技术了。利用遗传工程技术，将人体的基因导入猪的胚胎中，这样长成的猪就携带有人的基因，称为转基因猪。当转基因猪的器官被移植到人体中以后，免疫细胞就会错将它当成是自己身体中的组织，不再去"围攻""堵截"，被移植的猪器官就可以在蒙混中存活相当长的一段时间。

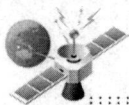

　　美国有一家被食品与药物管理局批准的培育转基因猪的公司，将一只带有人基因的猪器官移植到灵长类动物的体内，未立即受到免疫细胞的排斥。说明这一实验取得了一定的成功。

　　当然，将转基因猪的器官移植到人体后，虽然暂时没有受到排斥，然而这种"蒙混"能坚持多久，配合药物的治疗能维持多久，还需要做进一步的观察和实验。然而，乐观的前景已经展现。

　　现在我们回过头来说说那位1953年首次将黑猩猩的器官移植到肾功能能衰竭病人身上的外科大夫里姆兹马博士。他1925年诞生，在纳瓦霍族印第安人居留地长大。1999年他已74岁高龄，他亲眼看到他当年以年轻人的豪情和勇气开辟的动物—人体器官的移植手术，在20世纪的末期又进入一个新的发展时期。医学界预言，在21世纪此项手术将获得令人满意的成功。里姆兹马博士内心的激动可想而知，因而他仍旧表现出一马当先、雄风不减当年的锐气，在此项实验中孜孜不倦地探索着。

　　里姆兹马已于1994年正式退体，但却没有告别他为之付出毕生心血的事业，他说："这是一条充满坎坷的路，需要探索者付出大量努力，并且不断承受巨大的挫折和失败。"他还充满激情地说："事情是从我这儿起头的，我还想瞧瞧它的结果哩！"

76　　为聋人植入人造耳蜗

　　不久前，美国加利福尼亚州一位名叫道格·奇的经理，他的耳朵因病变聋了。后来医生在他耳朵里植入了一片人工耳蜗，使他的听力得到满意的恢复。道格·奇很高兴地说："我这时所感受到的一切，和我的

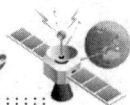

耳朵完全变聋前一模一样，既真实，又丰富多彩。"

人工耳蜗又叫耳蜗植入片，1957年开始研究和使用，它给许多失去听力的聋人带来重新恢复听力的福音。

在这以前，对于失去听力或听力受到损伤的人，采用的是用助听器加以补救的方法。

因为，科学家认为耳聋的人是因为他的耳朵不能接受到声波的传递，如果能将传递到人耳的声波加强、放大，这样就能帮助一些"听不清"别人讲话的人改善他的听觉，于是发明了帮助听觉不灵的人增强听觉的助听器。

助听器的发明比较早，到现在已经有了好几种样式，不过基本的构造原理是差不多的，那就是由传声器（相当于话筒的作用）、放大器和受话器（相当于耳机）三个主要部分组成。传声器的作用是将外界的声信号转变为电信号，电信号输入放大器后，使声压加大，再经过受话器将放大后的声信号输入耳道。佩戴助听器的人可以根据自己的听力状况，调节到需要将声波放大的程度。

助听器对耳朵听觉不灵敏的老年人适用，也可供从小听力就受到损伤的幼儿使用。医生们认为，如果确实认定孩子的听觉已经受到损伤，那么最好在半岁前就坚持使用，让他长期接受声音的刺激，不断地受到听觉训练和语言训练，促使大脑的听觉中枢和语言中枢得到充分的发育。只要使用得当，几乎可以使半数或接近2/3的聋童摆脱聋哑状态，这在许多科技发达的国家已成为事实。然而，助听器只是能将声音放大，对于耳的深处组织有损伤的聋人，似乎还达不到期望的效果。

在人耳的深处，有一个叫做"耳蜗"的结构，蜗管中有许多毛细胞，它们是听觉感受器。如果这种组织受到损伤，或者失去了若干毛细胞，那么，就可以进一步采用在皮下植入人造耳蜗的方法加以补救。

人造耳蜗的功能是：植入的电子器件能发挥代替耳蜗感受声音的功能，并且将感受到的声波振动转换为一种电子信号。这种电子信号通过听觉神经，把声波引起的振动传递给大脑的听觉神经中枢，这样人就可

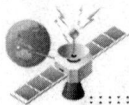

以听到声音了。那位对于听觉的恢复感到满意的道格·奇先生，植入的就是人造耳蜗。

自从 1957 年开始了植入人工耳蜗的手术以来，接受人工耳蜗植入术的病人，其恢复听觉功能的效果能达到听见各种环境的声音，且对声音的频率和强度，对语言和音乐的韵律及节奏，都有一定的辨别能力。

世界上已经有十几个医学中心研究组在研究人工耳蜗移植术，除加利福尼亚外，在洛杉矶、盐湖城、墨尔本、维也纳、巴黎、伦敦、科隆等地，都有专门的研究机构。

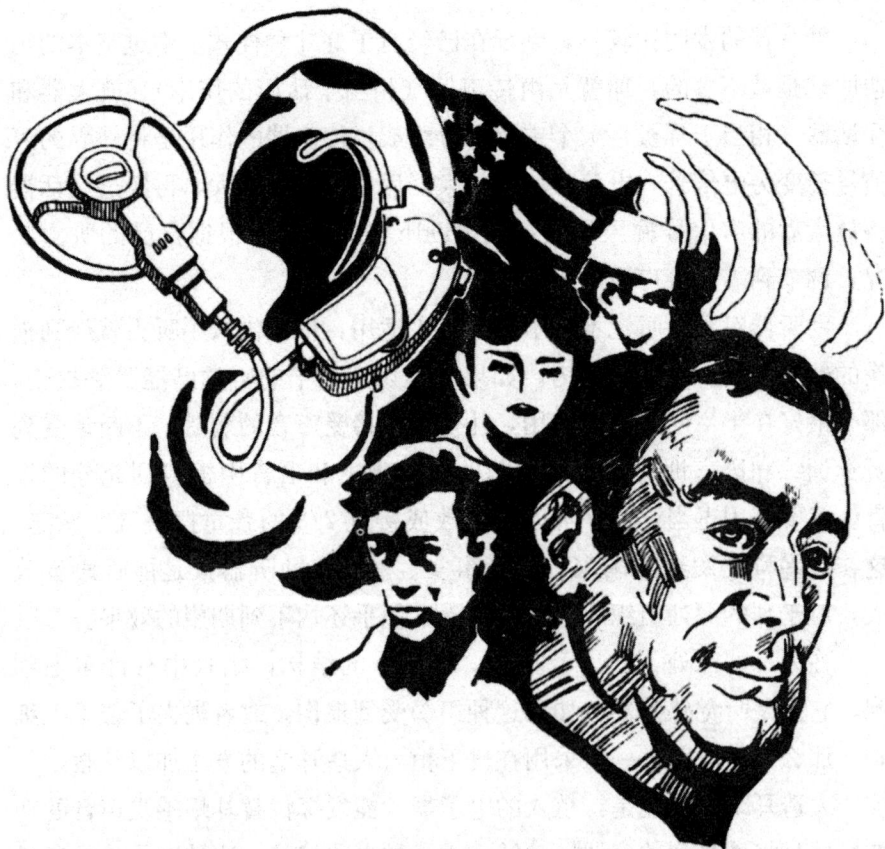

为聋人植入一个人造耳蜗

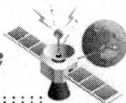

我们期望，这方面的研究能使失聪的聋人走进丰富多彩的声音世界。

77   人造心脏的故事

在美国犹他州州立大学医疗中心，有一位年轻的科学家，叫贾维克。他是位心脏病理学家，但他同时又深谙机械、电子、材料等学科知识。贾维克是个非常勤奋的人，他很少在晚上 12 点以前睡觉，也从来没有星期天，他把所有的时间都用于钻研有关人造心脏方面的知识。

心脏是人体中结构最精密的组织，它像一个泵，有节奏地将血液压入动脉，而且分分秒秒、日日夜夜、年年月月从不休息——心脏如果停止了跳动，人的生命也就结束了。因此人造心脏，必须要求它能像心脏一样无休止地跳动，将血液送入动脉——这就要求它经得起每分钟跳动 70 次左右的磨损；还需要给它准备一种动力，作为使心脏跳动的能源。所以，人造心脏是一个大胆的设想。

简单地说，人造心脏由两个部分组成：安装在体内的血泵和安装在体外的驱动装置。以前，人造心脏血泵的内壁，都用聚氯乙烯、橡胶等材料制成。由于这些材料有的表面比较粗糙，有的本身容易脱落，从而在病人体内形成血栓，影响病人的存活时间。

多年来，许多科学家都在致力于人造心脏的研究，也取得了一些成就。1957 年，贾维克的老师科尔夫和日本科学家合作，用不锈钢、橡胶等材料，研制成世界上第一颗人造心脏，并将其安装在一只小狗体内，小狗活了 90 分钟。1969 年，一位 47 岁的心脏病患者装上了人造心脏，病人的生命得以延续了 64 个小时。1971 年，63 岁的沙克斯换上

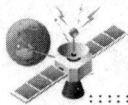

了塑料做的人造心脏，他活了93天。

如何延长病人生命的关键，看来是内壁材料的问题。于是，贾维克凭着他熟稔的工程技术知识，一一筛选，最后选中了聚氨酯塑料。它的表面非常光滑，有很好的韧性和弹性，不会脱落形成血栓，经得起几亿次的摩擦。

经过上千个日日夜夜的研究，贾维克终于设计出了一种新型的贾维克人造心脏。它是以一整块铝合金做血泵的外壳，内壁则用聚氨酯塑料制成。为了增加手术成功的保险系数，贾维克对人造心脏进行了一次又一次的改进。1979年，贾维克造出了5型人造心脏。

在将这种人造心脏正式用于人体之前，贾维克与他的老师科尔夫决定再做一次动物实验。这次他们选择了一头小牛，结果非常成功，小牛活了264天，其间没有发生凝血、没有发生组织缺血的情况。这是依靠人造心脏活得最久的动物。

1982年12月1日，61岁的美国牙科医生克拉克成了世界上第一位接受永久性人造心脏的人。克拉克患病毒性心肌炎多年，6年来，他的心脏越来越肿大，搏动无力，不能把血液送往全身，胸腔、腹腔严重积液，压迫肺部和肝脏，造成呼吸困难和体内中毒。医生用最好的药品，最先进的技术，都难以挽救他的生命，只有换心脏这惟一的办法了。

贾维克7型人造心脏被植入了克拉克的胸腔。12月2日早晨7时，贾维克被告知，克拉克全身情况良好。于是，外科医生缝合了病人胸部的切口。

给病人植入一个名叫"狮子心"的人造心脏

这是一件轰动世界的手术，

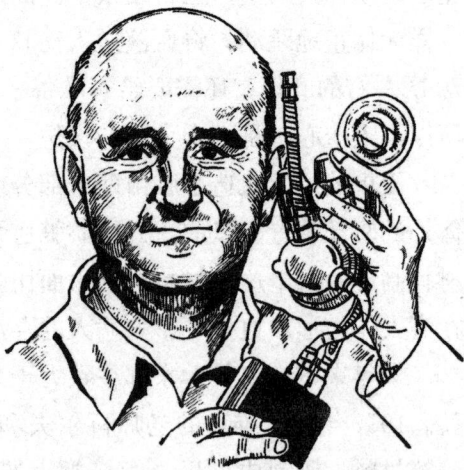

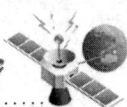

世界上许多报纸都为此发了号外，电台、电视台都以头条新闻向广大听众、观众播送。

克拉克活了 111 天，后来由于肺部的细菌感染，引起并发症，他停止了呼吸。

贾维克和他的同事们在人造心脏方面取得的成功，为彻底根治心脏疾病带来了曙光。但就目前而言，人造心脏还远远没有达到人体健康心脏的状态，继续改进完善是今后科学家的任务。

据法新社报道：1999 年 10 月 26 日，一名 67 岁的老人植入一种名叫"狮子心"的人造心脏，它是由美国研制成功的。10 月 27 日，德国某医学研究中心主任克尔博士向人们展示了这一名叫"狮子心"的人造心脏。

78　换一颗健康的心脏

人造的心脏起搏器虽然能救治一些患心脏病的病人，但是目前人造器官的功能毕竟赶不上真正的心脏的功能。于是在医学界就产生了心脏移植的愿望，开始了对心脏移植的研究。

心脏移植的研究，必须从动物实验开始，因为一个人的心脏对一个人的生命的重要意义，是不言而喻的。

1905 年，一位名叫卡洛尔的医学家首先用狗做实验。他将一只狗的心脏取出来，移接到另一只狗的颈部皮下大血管上，目的是想直接观察一下，被移植到另一个动物身体上的心脏是否还有活力。结果这颗被移植到另一只狗的动脉上的心脏，竟跳动了两个多小时。实验的结果使人振奋，因为这表明，移植到另一个有机体的心脏是可以生存的。

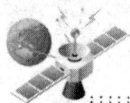

到 20 世纪 30 年代，另一位名叫海曼的科学家，重复了前面介绍的卡洛尔进行的实验。不过这一次在手术上有些进步，被移植到另一只狗的大动脉上的心脏，竟连续跳动了 8 天，进一步给研究心脏移植的科学家们增强了信心。

于是，另一位名叫戈德伯格的医生，干脆将移植心脏的实验大大推进一步。他将一只狗的胸腔打开，切去它的心脏，使它依靠人工心肺机进行着体外血液循环；同时，将从另一只狗的胸腔里取出的心脏，接到被切除心脏的狗的胸腔里。当然，手术做得非常细心，所有的血管都和原来的血管紧密地连接上了。这时，再将人工心肺机进行的体外血液循环加以停止。奇迹出现了，那颗被移植进去的心脏，就在那另一只狗的胸腔里正常地跳动起来。它表明，有生命的机体中最重要的器官——心脏，也是可以另外置换一个的，尽管这第一次置换进去的心脏只在狗的胸腔里跳动了 117 分钟。

到 1964 年，美国著名的心脏外科专家哈代，果断地为一位因患高血压心脏病濒临死亡的老人做了一次心脏移植手术。不过他给老人移植到胸腔里的，并不是人的心脏，而是从一只体重 150 磅的黑猩猩的胸腔里取出来的。哈代可能认为，这只黑猩猩既然如此健壮，一定能给这位垂危的老人带来生命的活力。

黑猩猩的心脏接上去以后，果然在老人的胸腔里正常地、有力地跳动起来，出乎意料的结果却是：老人只维持了一个半小时的生命，呼吸就停止了。

经过仔细地检查和分析，这才发现，这次移植心脏的失败，并不是手术上的失败，而是由于黑猩猩和人不属于同一种族，生物体内的细胞不能接受来自异体的器官，产生了医学上称之为机体的"排异反应"。但是这次大胆的实验表明，人类终于又将实现心脏移植的实验向前推进了一大步。

3 年以后，在南非的开普敦市，一位名叫伯德纳的外科医生，终于实现了移植人的心脏的手术。被移植心脏的是一位久治不愈的心脏病

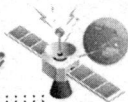

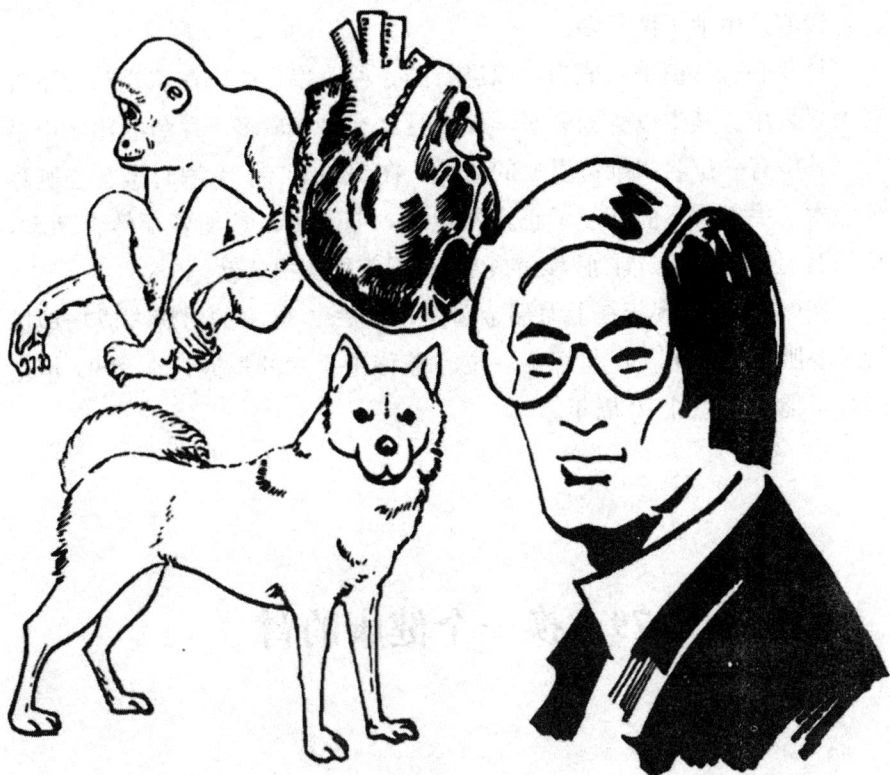

实验性地将黑猩猩的心脏移入人体

人，恰巧此时有一位年轻人因车祸脑损伤而意外死亡，伯德纳医生迅速取出这位意外死亡者的心脏，低温保存好，再给病人用同样的方法将年轻人的心脏移植上去。经过一番处理，年轻人的心脏在病人的胸腔里跳动起来，病人开始康复，可以下地活动了。

不料到第 18 天，病人却又死亡了，不过这次不是由于移植的心脏出了什么毛病，而是由于病人患了肺炎。

进行心脏移植手术的伯德纳医生并不灰心，一个月以后，他又在另一位老年心脏病患者的胸腔里移植了一颗也是因车祸而意外死亡的年轻人的心脏。这次他接受了上次移植心脏后病人得肺炎而死亡的教训，格外注意加强护理和药物治疗，这位病人康复得很好，住院 74 天以后出

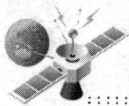

院，接着又生活了两年多。

从此心脏移植手术成为可以进行的一种医疗手段，在需要和有条件时加以采用。其中以美国的医学界进行这类手术最多，存活的比例也最大。其中有一位名叫维特里亚的男子，在 1968 年他 48 岁时做了心脏移植手术，手术后不但恢复了正常的生活，而且可以参加各项体育活动，1978 年还为他举行了心脏移植成功 10 周年的庆祝活动。

我国也于 1978 年在上海瑞金医院，为一位 38 岁的男病人成功地进行了心脏移植手术。在北京，一位心脏移植手术的病人，在 1999 年也庆祝了他移植心脏 10 周年。

79 换一个健康的肾

随着科学的发展，科学家开始设想：机器设备在使用中，如果某个零件坏了，又无法修复，换上一个好的，机器就又能重新运转了；如果人体某一器官坏了，又无法医治，是不是也能移植一个健康的器官呢？

经过好几代许多科学家和医生的努力，现在器官移植早已成为现实。而在各种器官移植的手术中，肾脏移植是最早施行的。

1954 年，美国波士顿医院收治了一个 24 岁名叫李哈德的男性病人。多年来他一直被慢性肾炎所缠绕，近来已并发尿毒症，已经徘徊在死亡边缘。送病人来医院的家属中有一个年轻人，长得和病人几乎一模一样，一问，原来是他的孪生兄弟，生病的李哈德是哥哥，弟弟名叫隆纳德。弟弟看着哥哥痛苦的样子，感到万分焦虑和无限的忧伤，但又无能为力。

波士顿医院的外科医生们分析了李哈德的病情，一致认为病人的肾

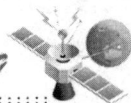

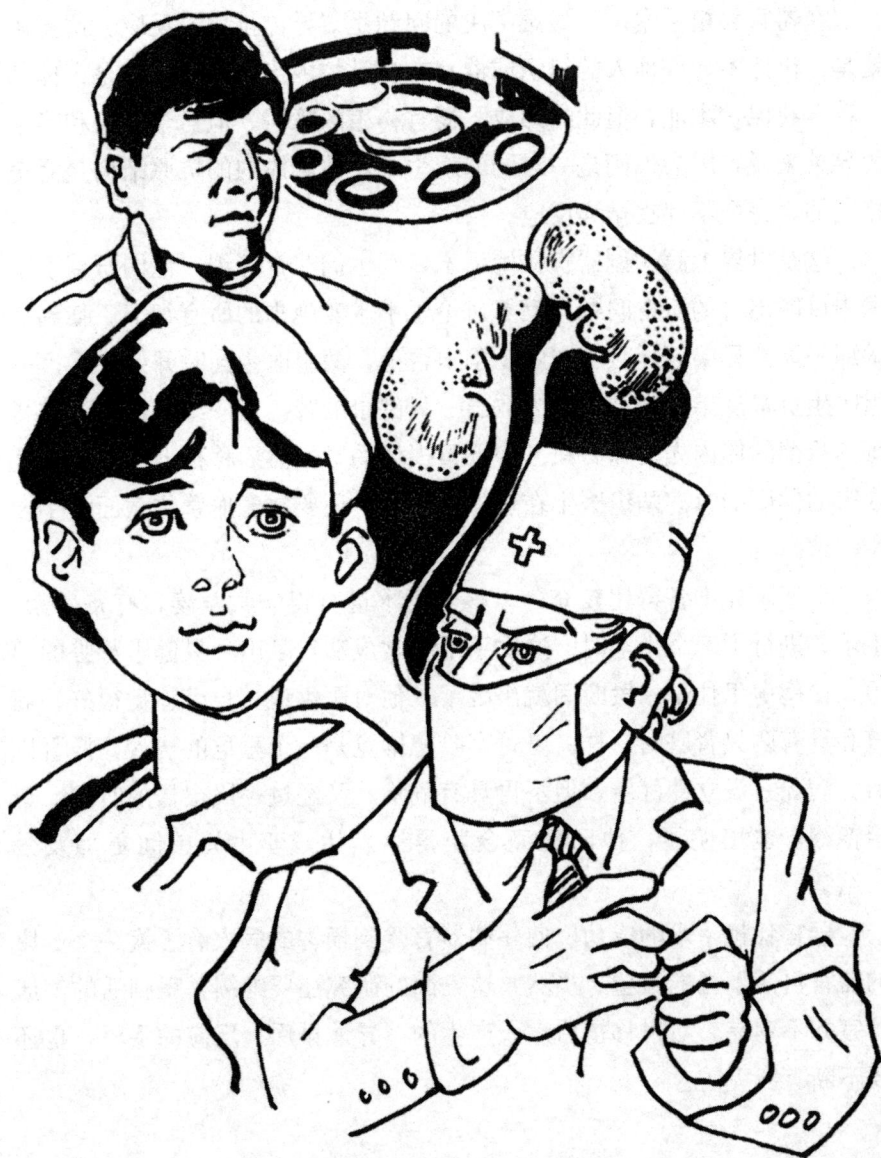

将弟弟的肾脏取一只给哥哥

已经失去了功能，现在只有一个办法：给他移植一个健康的肾脏。此意
见向家属说明后，弟弟隆纳德毫不迟疑地答应献出他的一只肾脏。

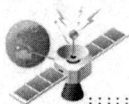

在器官移植手术中，最难解决的问题是"异体排斥"反应。这意思就是：机体不允许他人的组织或器官在自己体内生存，这原本是人体的一种自我保护本能，但此时却成了器官移植的障碍。但对李哈德和隆纳德兄弟来说，因为他俩是一对同卵双生子，他俩体内的抗原结构是完全相同的，完全不存在排异反应。

这是世界上第一例器官移植手术，医生们非常仔细，他们研究了手术中可能出现的所有问题，反复讨论了手术实施中的所有细节。临到手术那一天，兄弟俩同时躺在两个手术台上，两组医生同时开始手术。一组医生负责从弟弟隆纳德体内取出一只健康的肾，另一组医生负责在哥哥李哈德的体内先切除一只已经严重损坏的肾，然后移植上从弟弟那儿取来的健康的肾。两组医生在切除肾脏时，还要注意血管的截面大小要相一致。

由于事先准备得比较充分，整个手术进行得非常紧凑，有条不紊，手术共进行了 5 个半小时。这次手术非常成功，献出一只健康肾脏的弟弟，在病房里住了一段时间就出院了。他对医生说，自己感觉很好，简直和具有两只肾脏时一样。哥哥李哈德毕竟是一个垂危的病人，换肾以后，病况并没立即好转，但不再具有危险。又经过一段很长的时间，李哈德终于也出院了，他已经完全获得了新生。孪生兄弟间更加友爱团结。

器官移植手术的成功，使一些器官受到损害的病人有了换一个健康的器官再活下去的希望。当然，这方面的研究还要继续，得到活的健康器官并不容易，对付移植后病人产生的"异体排斥"反应的手段，也还要不断有所完善。

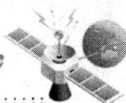

80 造一个胰脏

自从班亭第一次从牛胰脏中提取出纯净的胰岛素后，患糖尿病的病人都开始用胰岛素治疗，效果很好。原来这些病人一般只能活上几年，现在却可以生存20年以上，这不能不说是一个奇迹，而这奇迹的创造者正是加拿大人班亭。

但是，用胰岛素治疗糖尿病，一般来说，胰岛素只是代替胰脏分泌物的物质，而病人胰脏的功能并不会因此而恢复。这样病人终生都要注射胰岛素，而且每天要注射3～4次，实在麻烦。靠注射胰岛素治疗糖尿病，事实上也不能从根本上解决问题。注射进的胰岛素，无论从量或注射时间上，都不能完全适合机体对胰岛素的需要。刚注射后，体内胰岛素水平会偏高；不注射时，胰岛素水平又会偏低。这样显然是不利于疾病的治疗的，而且副作用大。这不同于体内的胰脏，它是24小时持续分泌胰岛素，而且能根据机体的需要，该多的时候多，该少的时候少。

有没有彻底根治糖尿病的方法？1964年，有一位名叫卡迪许的美国科学家，第一次提出了人造胰脏的设想。他看到临床上胰岛素治疗糖尿病的种种不足，而且，由于他的一位长辈身患糖尿病，他从小就看到注射胰岛素给那位长辈带来的痛苦和不方便。所以他一直在设想，发明一个人造胰脏，大小和重量同真的胰脏差不多。它的主要部件是一个会自动注射的注射器，在这个注射器里充满了胰岛素，足够病人一生使用。这个注射器可以一天24小时工作，能缓慢均匀地把胰岛素推送到人的血液中去。这样一来，病人就用不着一天几次，几十年如一日地注

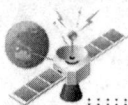

射胰岛素，而且体内胰岛素水平能保持衡定，不至于起伏过大。

他把他的设想发表在当时的一份科技杂志上。他的设想是那样的粗糙：他说不出应该用什么材料；他甚至没有计算过人一生要用多少胰岛素，装这些胰岛素要用多大的容器；至于那注射器的工作原理是什么，他也压根儿没有想过。尽管这样，当他的设想在杂志上发表后，立即在医疗界和病人及病人家属中引起了轰动。一封封信件像雪片儿似的寄到他的寓所。有支持他的，有向他寻求帮助的，也有表示怀疑、不相信的。

时隔 10 年，1974 年，第一个人造胰脏在美国问世了。它是一只小巧的自动注射泵，重量不到 450 克，是由一种合金制造的。泵里充满着胰岛素，它能把胰岛素缓慢均匀地推送到血液中去。泵里的胰岛素用完了，科学家还能通过植入管道补充。

这个人造胰脏同卡迪许最初的想象是那样的一致，但它不是卡迪许的发明。它是在这 10 年间，由许许多多科学家经过无数次的实验研制出来的。但谁都不能否定，正是卡迪许最初的想象才促成了这一项发明。幻想不是空想，只有敢想才能敢干，才有发明创造。拘泥于现实，一切按部就班，社会就不会进步，科学就不会发展。

81　为了瘫痪病人的行走

美国莱特大学生物医学研究所的基洛特·彼德罗夫教授，是一位治疗瘫痪病的专家。他之所以选择这个专业，是因为他的哥哥。彼德罗夫的哥哥因为小时候患过脊髓灰质炎，所以从小就双腿瘫痪。望着哥哥行走不方便的样子，彼德罗夫心中很不是滋味，这也使他从小就对所有瘫

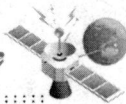

痪病人都怀着一种特殊的感情。在他幼小的心灵里，早就有着一个理想，长大后要做个医生，要做个专治瘫痪的医生，要让这些瘫痪者都站起来，能跑能跳。

为了实现自己的理想，彼德罗夫报考了医学院。1969年大学毕业后，彼德罗夫选择了人体生理学作为主要研究方向。

在研究如何治疗瘫痪病人的过程中，他发现电子计算机的工作原理和人的神经系统很相似，两者都靠电信息来指挥工作。而瘫痪病人之所以瘫痪，并非是肢体本身有什么疾病，只是神经中枢发出的电信息传不到肢体而形成的。倘若能利用电子计算机来代替神经中枢——大脑和脊髓发出电信息，并传导到相应的肌肉，这样，瘫痪病人不也就能站起来了吗？

想法有了，真正要制造一台人造运动中枢，困难还真不少。首先，得搞清楚正常人的神经中枢是如何发出电信息的，这些电信息又是如何指挥肌肉的。然后，用计算机模拟出这种电信息，并将它传导到肌肉。

再有，机器造出来了，还得先进行大量实验。为了能够亲身体验到结果，彼德罗夫自己接受了一次次电刺激实验。

人造运动中枢的研究，整整持续了13年之久，终于可以用于临床了。第一个患者是一个名叫波西的中学毕业生。在4年前的一次车祸中，她的脊髓被损坏了，造成下半身瘫痪。

彼德罗夫仔细检查了波西的情况，然后在波西的左腿上装了一根电极，打开机器，发出一个电信息，只见波西的左腿跟着抖动了一下。彼德罗夫共装上3根电极，在电信息指挥下，左腿能够做出伸直、弯曲的动作。于是彼德罗夫在波西的右腿上也装上了3根电极，波西的右腿也能做屈伸动作了。

这还不算，彼德罗夫又将波西扶上一辆三轮车，三轮车上放着人造运动中枢——一台微型计算机。计算机开动以后，波西的两条腿开始踩动起三轮车来了。一个瘫痪了4年的人，居然能蹬三轮车了，这真是一个奇迹。

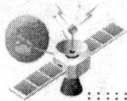

后来，彼德罗夫在波西的左右腿各装上 30 根电极，以刺激更多的肌群。经过一段时间的训练，波西居然能自己走路了！一步、两步、三步、四步、五步、六步！波西走了六步。所有的医生和科学家都向彼德罗夫和波西表示祝贺！

波西激动地对大家说："我这一小步，是人类的一大步！"

是啊，彼德罗夫发明了人造运动中枢，今后世界上几百万的瘫痪病人便有可能自己走路了。这确实是使人类又前进了一大步。

82　电子技术帮助盲人重见光明

盲人的世界是一片黑暗的世界，他们渴望光明的心情是很容易理解的。

事实上，恢复盲人视力的实践性的临床实验工作早已经开始了。1996 年，有一位名叫哈罗德·邱切的盲人，他自愿参加了一项恢复视力的实验，将微小的电子集成电路块安装在自己的双眼之内。虽说经过相当长的一段时间，他才恢复微弱的视力，似乎离人们的期望值还有相当距离，但是对于真正失明的盲人来说，无论如何也是为他们提供了一个鼓舞人心的前景。

将电子集成电路块植入盲人的双眼以帮助恢复视力，这实际上等于是制造了人工眼球。这一创造是从生理学方面对眼睛构造的深刻认识和电子科学技术的发展相结合的成果。

生理学的研究表明，造成失明的原因，是由于眼球后部的视网膜有变异。这薄薄的一层组织的感光体衰退了，失去了感光的功能，大脑接受不到眼球中视网膜发回的感光信号，也就对外界一无所知——一片黑

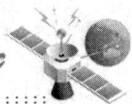

暗了。

怎样才能帮助盲人恢复视觉、重见光明？电子学家们想到了利用现代高科技的成果——集成电路来补救人体生理结构上的缺陷。他们先分析了眼球的构造，视网膜看上去好像只是薄薄一层，但实际上它可分为好几层。其中一层是感光体，感光体上分布着许多感光细胞。这些感光细胞将从外界射入的光转变为电信号，通过视网膜传递到神经节细胞。神经节细胞组成了视网膜的最后一层，感光细胞接受到的外界光信息先从这里通过，再由视神经传递给大脑。大脑将这些信息加以"翻译"，就构成了视力。

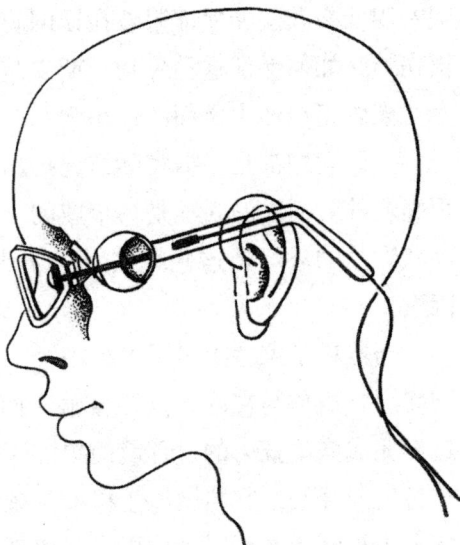

给盲人装上集成电路电子眼

弄明白了眼球的构造和光信息如何转变为视力的原理，电子学家们就想，利用这些知识，运用适当的技术，是不是可以仿造一个类似眼球的电子器件，植入人的双眼里，使盲人恢复视力、重见光明呢？

他们的设想是：制造一种集成电路块，它的前部装有光敏元件，用以收集光信息；集成电路块的另一侧的电极，可将电信息传递到视网膜；而装在眼镜上的一部微型摄像机，可以通过无线电波或激光向集成电路块发送影像；集成电路块上的光敏元件将接受到的光信息通过视神经传递给大脑。

理论上的说明并不复杂，技术上的难度则是相当大的。难度在于如何才能将装有感光器的集成电路块安装到人的眼球中去。因为眼球视网膜上的感光细胞位于视网膜的后面，要想通过外科手术的方法，将集成电路块安装到那个部位，很困难，也有危险。不过科研人员认为可以试

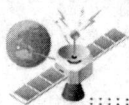

一试。

此外，还有一些难题，那就是：如何将集成电路块附着在视网膜上呢？用什么办法能保证附着在视网膜上的集成电路块能长久使用而不会损伤？又如何保证这种异物长期安装在人体一个很精细的组织中，而不会对人体组织产生负面的作用呢？

这些问题都是根据实际情况提出来的。因为电子集成电路块本身是很脆弱的，而人的眼眶是一个咸的、潮湿的、有酸度的、又经常处在活动状态下的环境，这些现实对电子集成电路而言，都是构成不安全的因素。

当然科学家也提出了另外一个设想，就是不将集成电路块附着在视网膜上，避免与视网膜直接接触，而是设法将信号直接传递给视神经，这样完成恢复视力的过程就简单多了。然而要将这一设想付诸实现，要求将培养神经细胞与微电子机械系统结合起来，这就要求在技术上先合成人工视网膜，所以难度更大，离现实又更远了。

虽说难题这么多，难度这么大，不过全世界目前至少已有6个科研小组在各自独立地开展这项研究——美国有3个，德国有2个，日本有1个。今后2～5年内，他们将着手开展大规模的人体临床实验工作，有一个防盲基金会将为开展这项工作提供基金。

虽说这一人工恢复视力的研究尚处在实验阶段，尚未获得较理想的成果，而且也还未完全排除有可能对人体组织的健康带来负面影响，然而自愿进行这种实验的盲人仍然是有的。本文一开头就介绍的那位第一个做恢复视力实验的盲人邱切，他对进行这一实验就抱着乐观的态度。他说："我没有失掉什么，我却获得很多，如果我能帮助一位不这样做就会失明的年轻人，我十分乐意对他现身说法。"

据1999年12月一篇报道提供的信息，在加拿大渥太华大学眼科研究所的科学家，已经成功地利用人类细胞为基础，制成了人工眼角膜，它是人眼球前方的透明晶状体。这将为无数由于晶状体损坏而失明的人重见光明带来极大的希望。

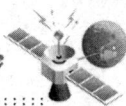

83 有"长生不老术"吗

卡雷尔博士是一位法国生物学家，他因在血管缝合及血管与器官移植方面的卓越成就而荣获 1912 年诺贝尔医学奖。后来，他受聘在美国洛克菲勒医药研究所工作，专门研究青春长驻术。

卡雷尔博士有一项最有名的鸡心实验。他先从小鸡胸膛里取出鸡心，放在玻璃皿中，然后不断灌以年轻鸡的新鲜血浆。结果受试的 4 颗鸡心竟然跳动了整整 32 年之久，而鸡的一般寿命只有 10 年左右。同时进行实验的另外 4 颗鸡心，由于灌进玻璃皿的是老年鸡的血浆，不久就停止了跳动。

这个实验，连同卡雷尔的另外一些实验说明：在老年动物或人类的血液中，可能有某种"衰老因子"。如果能将这种衰老因子除去，那么即使已经衰老的动物或人类，也能在一定程度上恢复青春。

正当卡雷尔信心十足准备继续进行这一项有意义的实验时，病魔无情地夺去了他的生命。卡雷尔临终时嘱咐，不要将他的日记和论文公开，因而卡雷尔在青春长驻方面的研究成果 20 年来无人知晓。

外科专家阿伦特里医生是卡雷尔的学生，他崇拜卡雷尔，也非常想继续他的研究，但是又不愿违背老师的遗愿。直到 1964 年，在有关方面的准许下，他才看到卡雷尔的"血浆除去法"实验资料和理论依据。他决定继续老师的实验，设法除去血浆中的衰老因子。

阿伦特里改用狗做实验，实验结果是令人欣喜的。采用血浆除去法的第一组的狗保持着初试时的状态；而抽了血又将全血输回的第二组狗，和作为对照、不抽血的第三组狗，都明显地衰老了。

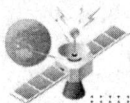

一次次动物实验的成功，使阿伦特里信心倍增。于是，他开始用人做实验。自愿报名的实验者排成长龙，商行经理哈力特是第一个。

哈力特1921年出生在美国的一个农庄里。第二次世界大战时，他曾是一名海军陆战队的低级军官，战后他成了一家大商行的老板。激烈的商业竞争使他整天整夜地处在紧张之中，他的身体健康因此每况愈下，人也很快衰老。他吃过许多药，但都无济于事。一个偶然的机会，使他接受了阿伦特里的实验。

实验持续进行了一年，效果非常显著。哈力特食欲增加了，睡眠好了，面色红润，精力充沛，脸上的皱纹也少了，他感到自己年轻多了。在20世纪70年代，有一位女记者采访过哈力特，她在采访日记中写道：何以一个50岁的人，看上去只有二十五六岁？

哈力特在接受实验后的几年里，几乎没生过病，他的肌肉活动和心跳频率等各项生理数据与30岁的年轻人相差无几。

"血浆除去法"究竟能不能"返老还童"，科学家们还在争论着，但哈力特的故事确是真实的。比较谨慎的人认为，"血浆除去法"能使接受此法的人以比一般人要慢的速度变老。

84 移植猪胚胎脑细胞治疗帕金森病

1817年，英国医生帕金森首先描述了一组有典型症状的病人：他们有运动障碍，如手脚不由自主地震颤，肌肉僵直，行动迟缓；有的还有不同程度的痴呆，生活不能自理等等属于运动功能失调的疾症。由于这种疾病是帕金森大夫首先注意到并加以描述的，所以后来这类疾病就被称为帕金森病。

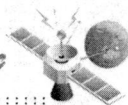

然而，100多年的时间过去了，人们一直还没有找到十分有效的根治这种疾病的方法。

关于产生帕金森病的原因，医学界已经搞清楚了。医学界认为，健全人的神经系统是由许多神经细胞组成的，而在神经细胞内起着"通信网络"作用的、将思维"转译"为动作的，则是一种叫做多巴胺的物质，而多巴胺是由脑神经细胞制造的。如果有的人的脑细胞慢性病变，甚至出现了死亡，不再制造和分泌多巴胺，病人就会出现一系列运动功能障碍。在此期间，虽然出现了一些治疗帕金森病的药物，但大多数病人服用几年之后，药物就不再有效了。

于是有医学家想到一种新的治疗方案：患帕金森病的病人不是由于脑细胞病变产生的吗，那么，给病人的大脑中注射一些脑细胞，是否可以由这些注射进去的脑细胞，在病人的大脑中产生多巴胺，从而使病人的运动功能逐渐得到改善，甚至得到康复呢？

这种治疗方案是在20世纪80年代后期，由瑞典的研究人员提出的，并且已经开始了实验性的治疗。他们从流产的胚胎的脑中取出脑细胞，将它们注射到早期帕金森病人的脑中。实验的结果表明：得到这种从胚胎中取出的脑细胞的病人，他们的症状有所改善。实验证明了这个创造性的想法是可取的。

虽说方法可取，却不见得可行。因为这种治疗使用的是人胚胎的脑细胞，而胚胎必须（只能）从流产的胚胎中才能得到，这样就很难保证用量。再说，从人的胚胎中取出它的脑细胞作为一种治疗的药物，从伦理上说，也很难被接受。

于是医学家们变通了治疗的设想：从猪的胚胎中取出它们的脑细胞，注射到帕金森病人的脑中。这样能代替人胚胎脑细胞发挥产生多巴胺的作用吗？提出这一创造性设想的根据是：猪的生理和人的生理相似，而且一头母猪一次可以怀孕12只小猪，刚好够一个帕金森病人用的剂量。

将猪的胚胎的脑细胞注入大脑，用来治疗帕金森病，这样的治疗方

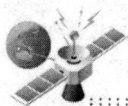

案能被病人接受吗？似乎有些难以想象。

然而，当一个病人被病痛折腾了十几年而一直还没有找到有效治疗方法的时候，也就愿意接受这样的治疗方案了。

1996 年，一位名叫芬恩的帕金森病人自愿接受了这一实验性治疗。当时他只有 48 岁，却已患帕金森病 17 年了。他已经进入帕金森病晚期，如果没有拐杖，他几乎一步也不能行走，上楼梯有时不得不爬行。药物对他已不再有效，如果再没有有效的治疗，他每天只能在轮椅上待一会儿。这使他感到就像生活在地狱中似的，那是多么的令人沮丧。

所以，当波士顿医疗中心的外科医生准备给帕金森病人注入猪胚胎脑细胞以促进多巴胺产生的时候，芬恩接受了这个实验性治疗方案，并且对自己进行治疗的过程做了日记。

1996 年 9 月 3 日，芬恩接受手术。医生用麻醉药将一个特殊的框架固定在芬恩的头上，将从具有人基因的猪胚胎中取出的脑细胞经过特殊的化学药品处理，使它们适合作为移植的脑细胞。然后用长长的细针直接注射到芬恩大脑里已经发生病变死亡的脑组织中，希望这许多被注射到大脑中去的猪胚胎脑细胞能在新的环境里照常产生能协调大脑指挥动作的功能。

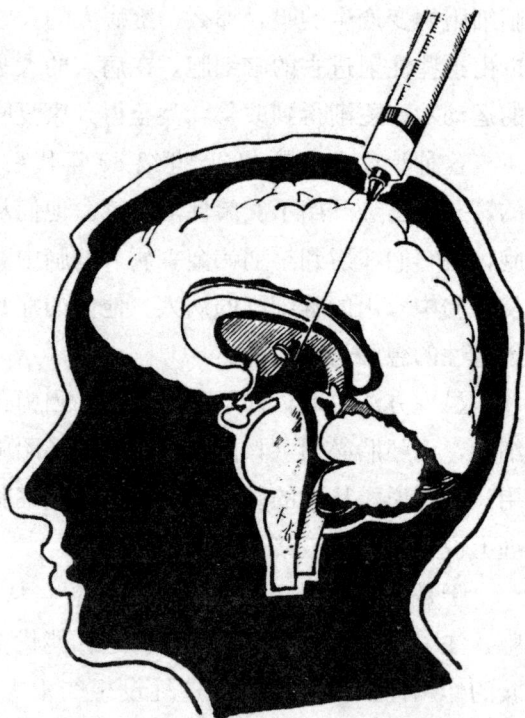

将猪胚胎脑细胞注入帕金森病患者的脑组织中

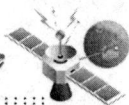

芬恩接受这一实验性治疗的状况怎么样呢？1997年3月27日，芬恩在日记中记载说，他的运动功能，如走路、穿衣、切食物和面部表情等方面，都得到了明显的改善，特别是他竟有半天驾驶着汽车兜了一圈。他认为惟一改善很少的是书写仍很糟糕，不过他自己认为没患此病之前，他的书写本来就是相当差的。

人们要问，进入人体的猪细胞是一种异体，有没有产生异体移植的排斥作用呢？芬恩在日记中记录说没有副作用。大夫们认为，异体的细胞移植比器官移植产生的异体排斥作用要小。当然，这也免不了要进行长期的观察和根据变化的情况服用必要的药物。

除芬恩以外，还有11位帕金森病人也接受了同样的猪胚胎脑细胞注入大脑的治疗。虽说还没有一个病人的效果超过芬恩，但确有一半病人的病症已经显示出明显的改善，另一半病人的运动技能也得到了某些改善。

无论如何，这是医学上的一大创新。这种治疗方法给帕金森病人带来希望，他们确实被这种疾病折腾得够痛苦的了。

85 跨世纪的梦魇——艾滋病

现在，每年的12月1日是世界艾滋病日。

1999年，对于人类，艾滋病似乎已经成为一种跨世纪的梦魇，一种带来灾难的恶魔。所以，在1999年的12月1日，全世界都开展了对预防艾滋病的大力宣传，以期引起全社会对这种疾病的重视，特别是希望在青少年中普及预防艾滋病的知识。

艾滋病，在医学上称为获得性免疫缺陷综合征。1981年，在美国

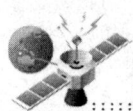

首先发现第一例感染这种疾病的病例。十几年来，艾滋病很快在全球蔓延，迄今累计已有 5000 万人感染上艾滋病病毒。现在每天感染艾滋病病毒的人约 1.6 万人，其中 25 岁以下的青少年占一半以上，平均每分钟就有 6 名青少年受感染。而且，各种资料表明，1999 年艾滋病在世界范围内的蔓延势头并未减弱，全球共有 260 多万人死于艾滋病，创下历年来的最高记录。与此同时，全球又有约 560 万人染上艾滋病病毒。因此，全球都必须要对艾滋病的传播引起重视。

我国这几年艾滋病的流行也呈现加速上升的趋势。1986 年，我国仅发现艾滋病感染者 6 例，但到 1999 年，据专家估计，全国艾滋病病毒感染实际人数已超过 40 万人。

虽说全球医学界在竭尽全力地研制治疗和预防艾滋病的药物和疫苗，但直到现在还未找到有效的治疗方法和有效的疫苗。所以，普及预防艾滋病的知识，尤其是对儿童及 25 岁以下的年轻人提供相关知识，已成为防止艾滋病蔓延的最有效的手段。

1983 年，美国学者加洛从病人体内分离出艾滋病病毒，认识到这种病毒侵入人体后，主要侵犯人体免疫活性细胞，使机体的免疫功能低下。患病初期病人可以表现为长期发热、疲乏无力、盗汗、消瘦，由于艾滋病病毒的不断繁殖，病人的免疫系统逐渐崩溃。

人体的免疫系统是怎样受到艾滋病病毒袭击的呢？原来，所谓人体的免疫系统，主要由三种细胞所组成，它们是巨噬细胞、B 淋巴细胞和 T 淋巴细胞。巨噬细胞好比是防御军团的哨兵，它具有吞噬能力，一旦发现有病菌、病毒等外来敌人入侵，立即发起进攻，将病菌、病毒加以吞噬，同时将入侵的信息传递给 T 淋巴细胞。T 淋巴细胞在人体中起着重要的防御作用，得到巨噬细胞发出有入侵敌人的信息后，马上分裂成许多 T_4 和 T_8 淋巴细胞。T_4 淋巴细胞一方面调动 T_8 淋巴细胞去消灭入侵的病菌和病毒，另一方面又刺激 B 淋巴细胞进行分裂，产生抗体，增强消灭外来之敌的能力，维持正常的免疫功能。

可是，艾滋病病毒进入人体后，它们能巧妙地躲过人体内强大的免

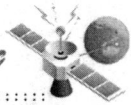

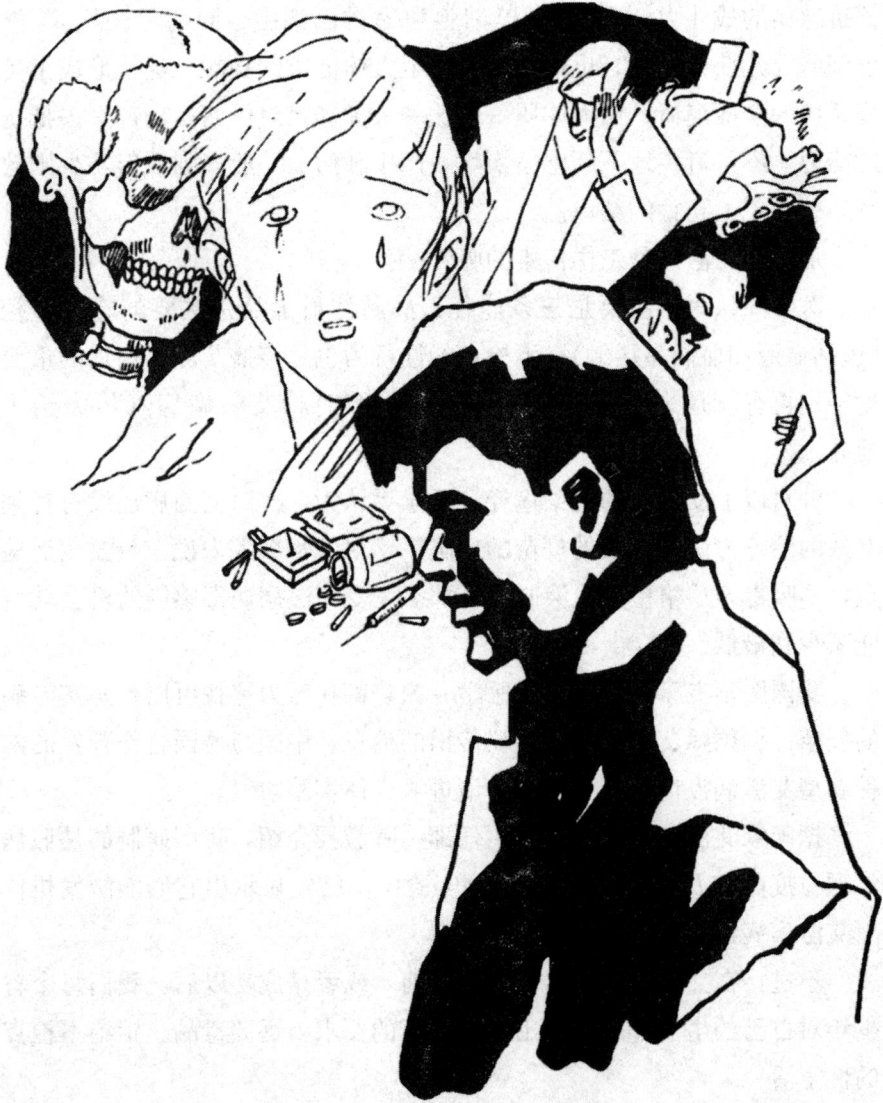

莫让青少年受到艾滋病的困扰

疫系统，并且能在 T_4 淋巴细胞中定居下来，并不断产生更多的艾滋病病毒。新产生的艾滋病病毒又继续侵犯 T_4 淋巴细胞和巨噬细胞，使它们肿胀以至死亡。渐渐地，病人体内的 T_4 淋巴细胞大量减少，失去指

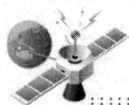

挥抗感染的战斗力；而 T$_8$ 淋巴细胞和 B 淋巴细胞也因为无法从 T$_4$ 淋巴细胞那儿获得信息，也逐渐失去保卫人体健康的功能。这就形成了免疫系统的全面崩溃，病人体质一天比一天虚弱，对任何疾病都失去抵抗的能力，不可避免地不断感染疾病，产生肿瘤。一般多则数年，少则数月，就会走上死亡的结局。

那么，艾滋病是怎样传染的呢？

医学界认为，主要是三条途径：静脉注射毒品是主要的感染途径（包括血液和血制品接触）；不检点的性行为也是传播艾滋病病毒的重要途径；再有就是患有艾滋病的母亲，生产时将艾滋病病毒传染给了婴儿。

针对以上艾滋病的传染途径，医学界认为，在对艾滋病还没有找到有效的治疗方法和有效的疫苗的情况下，对于每个人来说，只要生活检点，不吸毒，严格检查血液制品，那么，受艾滋病病毒感染的机会就可能减少到最低。

我国医学专家和世界上的医学专家，都在努力寻找可以预防艾滋病的疫苗。据国际艾滋病疫苗会议传出的消息，中国与德国合作开发的两种新型艾滋病疫苗，将于明年申请进入人体实验阶段。

据国家艾滋病参与实验室主任邵一鸣教授介绍，我国研制的是假病毒颗粒疫苗和 DNH 疫苗。在动物实验中，已经显示出它们能激发机体对艾滋病病毒的免疫能力。

不过，在艾滋病疫苗实验成功以前，或者是成功以后，我们每个青少年对自己的生活都应该提出保证健康的要求，远离毒品，拒绝不检点的性生活！

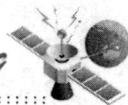

86　征服天花的英雄

18世纪，一个幽灵在欧洲游荡。它所到之处，不论是绅士还是平民，不论是美艳如花的小姐还是粗笨的农夫，都难免它的"蹂躏"，即使是至高无上的德皇约瑟芬一世、英王威廉二世、俄皇彼得二世、法王路易十五也得屈服于它的淫威，不是病死，便是成了麻脸。人们忧心忡忡，惶惶不可终日。这个幽灵就是天花。

一天，英国格罗斯特郡一个名叫爱德华·琴纳的青年医生站在一座建筑物旁，正出神地看着墙上的一幅招贴画。招贴画上画的是一位丰满、漂亮的挤奶女工。他想起，曾经有一个挤奶女工对他说过：我们挤奶女工没有人出过天花。这是什么原因呢？这个耐人寻味的问题，使琴纳陷入深深的思索中。

于是，琴纳开始仔细地观察起这些挤奶女工的工作和生活。很快他就发现，奶牛也会生痘疮，而繁重的挤奶工作使女工们双手伤痕累累，她们有伤痕的双手常会受到牛的痘疮的感染，而一旦感染过牛的痘疮以后，她们就再也不会得天花了。

琴纳想，既然这些挤奶女工因为感染过牛的痘疮就不会得天花，那么是不是能让大家都去感染一次牛的痘疮，这样不就能避免得天花了吗？他把自己的想法写在信上，告诉了他的老师——著名的医学家约翰·亨特。老师鼓励他："你何必只是猜测，而不实地实验一番呢？"

1796年5月14日，琴纳决定做一次大胆的实验。他从一个被牛痘疮传染的牧场工人手上的脓中，采集到牛痘疮的浆液，然后将其接种在一个名叫詹姆士·菲普斯的男孩的胳膊上。两个月后，琴纳又从一个刚

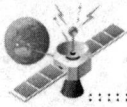

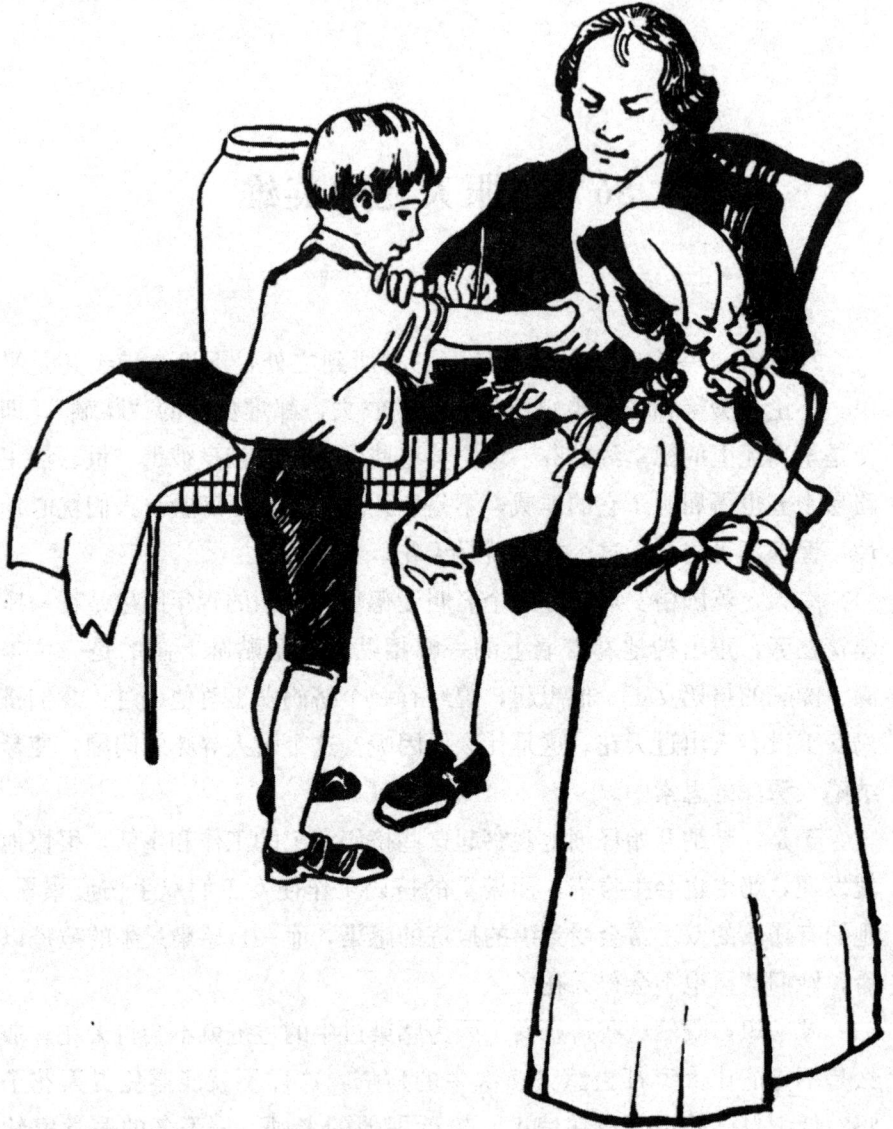

琴纳将牛痘的浆液接种在男孩的胳膊上

感染了天花的女孩身上取了一些疱浆，种在菲普斯左臂上。如果菲普斯从牛痘疮的浆液中获得了对天花的免疫力，他就不会得病；否则他是免

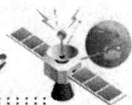

不了也要感染天花的。几天过去了，奇迹出现了，菲普斯没有出现任何症状，安然无恙。他身体内显然已有了抵抗天花的免疫力了。

琴纳成功了。1798年，他向全世界公布这一具有重大意义的成果。1799年，琴纳完整地明确地阐明了他的设想和技术，这就是家喻户晓的种牛痘以预防天花的方法。很快地，这种方法在欧洲、亚洲和美洲得到了推广。今天，天花已被彻底征服，1979年10月26日，世界卫生组织在肯尼亚首都内罗毕郑重宣布：全世界已经不再有天花了。而我国，早在1960年就已经消灭天花了。大家连牛痘都不必再接种了。

为了纪念发明接种牛痘预防天花这一医学上的重大历史事件，人们在瑞士的日内瓦给琴纳塑了一尊雕像，像座上刻着："向母亲、孩子、人民的英雄致敬！"

87　巴斯德的伟大贡献

巴斯德是位伟大的科学家，他是世界上第一个系统地揭开细菌秘密的人。在人类为了生存而征服细菌的漫长斗争中，巴斯德所作出的贡献是值得我们永远纪念的。

1822年，巴斯德诞生在法国的一个小城镇。小时候，巴斯德的成绩并不出众，可是当他稍微长大了一点，便很快显露出惊人的才华和坚强的意志。在21岁那年，他以优异的成绩考上了名牌大学——巴黎高等师范学院。

在大学里，巴斯德以常人少有的刻苦，像海绵吸水一样拼命学习知识，为日后的科研工作打下了扎实的基础。

1880年，法国的一些地区流行狂犬病，不少人死去了。狂犬病是

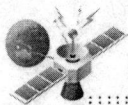

一种急性传染病，人若是被带有狂犬病毒的狗或猫咬伤或抓伤，虽然并不是每个人都会发病，但一旦发病，死亡率几乎是百分之百。人患狂犬病时，症状是精神失常、恶心、流口水，看见水就怕得不行，肌肉痉挛，呼吸困难，最后全身瘫痪而死亡。所以狂犬病又称恐水病。

眼看着一个个狂犬病人死去，不由得使巴斯德想起了幼年时的朋友亨利。一天，亨利不幸被一只疯狗咬伤，焦急的亲人赶紧用烧红的铁块来烙烫亨利的伤口，说是这样就不会得病。据说，也有少数人因此而逃脱了死神的魔掌。可是亨利还是死了。亨利被烙烫时凄惨的叫声和临死时痛苦的呻吟一直留在巴斯德的记忆里。

1881年，巴斯德决定着手研究狂犬病，此时他已年近60。他用显微镜观察狂犬的唾液，因为他认为，既然狂犬咬人后会使人得病，那么唾液里一定含有毒素，可是他什么也没看到。因为狂犬病是由病毒引起的，病毒是比致病菌更小的一种微生物，用普通的光学显微镜只能观察到细菌，不能观察到病毒。只有在电子显微镜下才能观察到病毒，可是当时电子显微镜还没有发明。

巴斯德又想，如果能发明一种疫苗，把它注射到人体内，使人产生抵抗力而不会发狂犬病那多好。于是，他从一只疯狗身上抽出脑脊髓，经过处理制成了疫苗，注射到几只刚感染了狂犬病毒但还没有发病的小狗身上。结果，这些小狗都没有发病。实际上，这是一种"以毒攻毒"的方法，用微量毒素来刺激生物，使之产生抵抗力，医学上称这种方法为"免疫法"。

巴斯德按照前面的方法，又取出那几只小狗的脑脊髓，经过处理后，再注射到另几只带有狂犬病毒但没病的小狗身上，也取得了不发作狂犬病的效果。经过数年的研究实验，一种不会使人发病的减毒狂犬病疫苗终于制成了。

1885年，一个名叫迈斯特的牧羊少年被疯狗咬伤了，咬伤的地方有14处。他的父母万分着急，打听到只有在巴黎的巴斯德可能救这个孩子，就把迈斯特抬到巴斯德的家中。巴斯德检查了迈斯特受伤的地

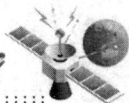

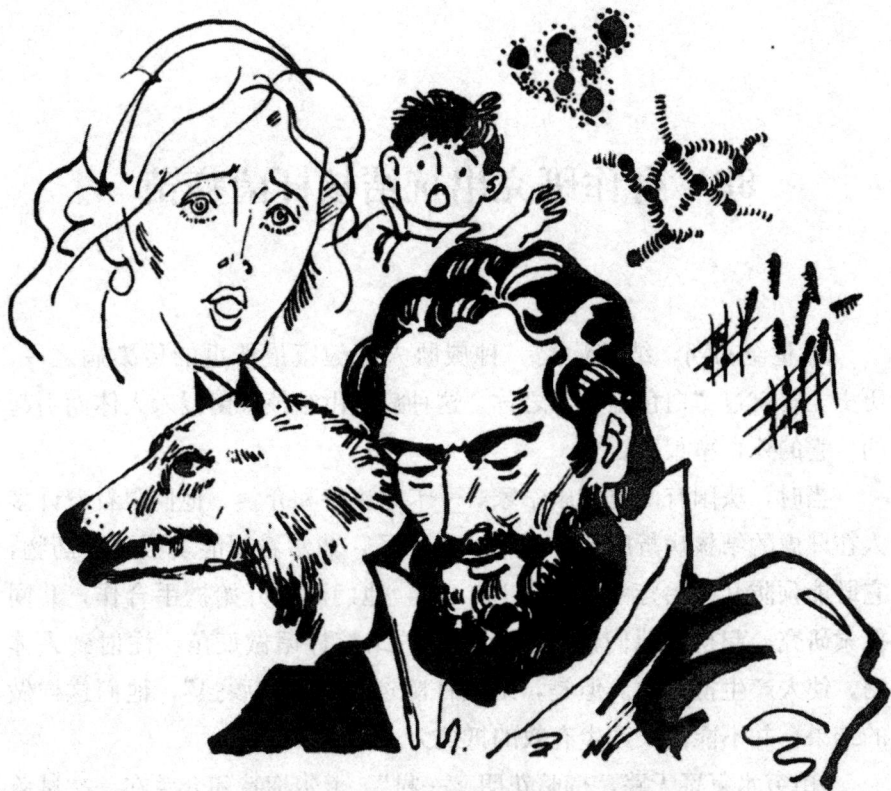

巴斯德的狂犬病疫苗挽救了被疯狗咬伤的孩子

方，觉得伤势很严重，但他愿意试一试自己研制的狂犬病疫苗，看看对抗狂犬病的发作是否有效果。巴斯德将迈斯特留下，每天给他注射1次疫苗，一共注射了14天，迈斯特竟康复了。狂犬病疫苗的效果从此被投入了实际的应用。

狂犬病疫苗的试制成功，使无数被狂犬咬伤的人获救。这功绩属于伟大的巴斯德。直到现在，如果有人被咬伤，一定要提醒他去注射狂犬病疫苗。

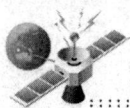

88 合作研究出抗结核杆菌疫苗

20 世纪初期，结核病是一种威胁人体健康最严重的传染病之一，历史上曾有过"白色瘟疫"之称。这种病是由结核杆菌侵入人体而引起的，它的死亡率很高。

当时，法国有两位细菌学家——卡尔梅特和介兰。他们眼看着许多人在肆虐的结核病折磨下，一个个死去了，非常希望能发明一种药物，它既能预防又能治疗结核病。1907 年，他们两人开始携手合作，共同探索研究。起初，他们试图用杀死了的结核杆菌做疫苗，注射到人体内，使人产生抵抗力。但是，结核杆菌毒力非常"顽强"，他们这样做的结果，并不能使人产生有效的抵抗力，他们失败了。

"山穷水复疑无路，柳暗花明又一村"。卡尔梅特和介兰在一次试验中发现，患结核病的牛结核杆菌在特制的培养基上进行培养后，毒力减低，这种特制的培养基是含有牛胆汁的马铃薯。为了得到理想的无毒的结核杆菌，每隔 3 周，他们把在培养基中繁殖的结核杆菌再移植到另外一个新配制的培养基上。

就这样，卡尔梅特和介兰花费了将近 13 年的时间，培养了 230 多代的结核杆菌，每一代的菌种他们都用动物进行了试验。最后他们得到的无毒结核杆菌，不但不会使动物产生结核病，反而会对结核病产生抵抗作用。

1922 年，卡尔梅特和介兰将无毒的活结核杆菌制成的疫苗首次应用于人类，取得了成功，证明这种疫苗是预防结核病的安全可靠和有效的方法。

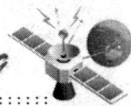

　　人们为了纪念他们，即以他们两个人的名字命名这种疫苗，称为"卡介苗"。直到现在，新生婴儿一出生，大夫就要给他接种卡介苗，预防结核病。

　　当然，对于结核病来说，用疫苗来进行防治，是远远不够的。后来，链霉素等一些抗结核病药被发明出来以后，结核病才被人类彻底战胜。

89　王良西行取药记

　　解放前，肺结核被视为不治之症，多少人被它夺去了生命。有些人为了求生，得了病到处投医、买药，直弄得倾家荡产，到头来还是在病魔的肆虐下难逃一死。

　　旧中国，科学技术落后，反动政府也不顾人民的死活。但是，不少仁人志士却在为民众的健康着想，王良就是其中的一位。1930年，爱国青年王良在一本法国的医学期刊上看到一篇关于介绍卡介苗可用来预防肺结核病的论文。卡介苗是由法国细菌学家卡尔梅特和介兰共同研究13年后发明的，是一种可以预防结核病的活菌疫苗，用这种疫苗接种在人身上，能使人体对结核杆菌产生抵抗力。1922年，卡介苗首次应用于临床实验，证明接种卡介苗是预防结核病的有效和安全可靠的方法。

　　王良看到这则消息，如获至宝。心想，如果能将卡介苗引进中国，我们自己来繁殖，然后给国内人民接种，那不是造福于民众了吗？1931年4月，王良买了船票乘上轮船，从上海出发奔赴欧洲。不料船只航行到锡兰（今斯里兰卡）的科伦坡时，轮船失火。船员用救生小艇抢救乘

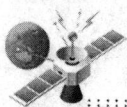

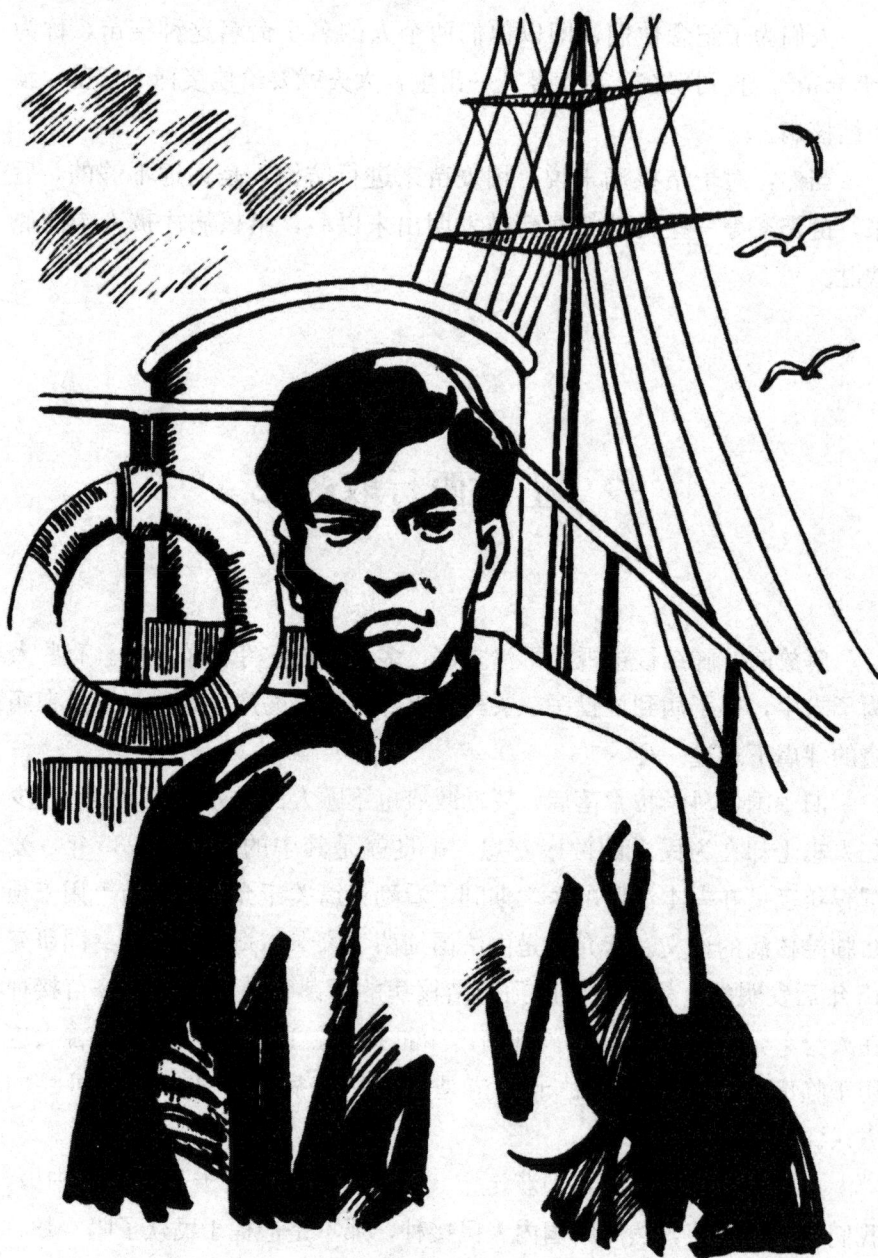

漂洋过海去找卡介苗

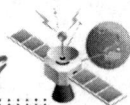

客，王良在大海上漂浮了十几个小时，才被过海商船救起，几经辗转才来到巴黎。

在巴黎，王良举目无亲，只得求助于法国外交部，要求在法国就读。事情还算顺利，王良到巴斯德研究院读书，他的导师就是卡介苗的发明者卡尔梅特博士。王良是个聪明勤奋的人，他的学习成绩优秀，受到导师的好评。他写出的论文还在法国生物学刊物上发表，引起了专家的注意。

1933 年，王良学成归国，随身携带了卡介苗菌种。王良归心似箭，哪怕早一分钟到家也好。他日夜兼程，马不停蹄。船到了上海，他立刻赶回重庆，在那里他开始致力于繁殖菌种的工作。由于当局对老百姓的死活漠不关心，对科学研究不给经费、不给器材，王良只好在同仁中集资筹备，开设一个微生物实验所。不久，由于王良不愿与反动政府的御用文人合作，他的实验所被下令封闭。但王良并未屈服，他相信科学是不可战胜的，总有一天，卡介苗会应用于中国人民。于是，他将一些菌苗在低温下保存下来。

1949 年，重庆解放了。西南军区卫生部部长钱信忠听到王良与卡介苗的事情后，立即会见了王良，并向中央卫生部反映了这一情况。党中央非常重视，有关人士立即进行了研究，并批准成立了中国的第一所卡介苗生物研究制造所。1952 年，全国开始推广卡介苗接种。

王良为人民的健康事业作出了重大的贡献，人民不会忘记他！

90　吃"糖丸"就是吃疫苗

病毒是从研究烟草为什么得病中发现的。然而随着医学研究的不断

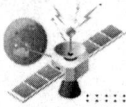

进步，医学界逐渐发现，病毒也像病菌似的有好多种，不同的病毒能使人感染上不同的疾病。其中有一种专门欺侮婴幼儿的病毒——脊髓灰质炎病毒，它特别容易侵犯诞生 6 个月到 4 岁的婴幼儿。起病时的症状，和患感冒的症状有些相像，孩子有点发烧，嗓子疼，四肢疼痛。伤脑筋的问题是，受脊髓灰质炎病毒感染的孩子，在疾病好了之后，却往往未能痊愈——留下了四肢瘫痪的残疾，终身失去自由活动的能力。所以，这种病通俗的称呼就是"小儿麻痹症"。

理所当然，不少医生对预防孩子得小儿麻痹症的问题展开了研究，希望能够找到像用种牛痘一类的方法使人们得到对天花病的免疫能力那样，也能找到一种疫苗，使小孩具有抵抗脊髓灰质炎病毒的免疫力。

从 1948 年开始，美国波士顿儿科中心医院研究所的研究员恩德斯和他的两位助手韦勒、罗宾斯合作，开始了培养脊髓灰质炎病毒的研究。因为只有先培养出这种病毒，才能进一步找到如何对抗这种病毒的有效方法。开始研究的时候，恩德斯他们想，既然这种病毒是侵入了小儿的神经系统，使神经系统受到损伤才产生肢体的瘫痪，所以只有将这种病毒放在动物的神经组织里才好培养。然而实验证明，用神经组织来培养病毒使它们顺利生长、繁殖的难度很大。有一次，恩德斯发现，在患脊髓灰质炎病人的粪便中，也存在着大量的脊髓灰质炎病毒。这使恩德斯想到：既然病人的粪便中有这种病毒，那说明这种病毒在肠道中也可以繁殖。如果是这样，那么将病毒放在人体的其他组织中进行培养，一定也能生长繁殖。

于是，恩德斯成功地利用各种人胚组织，包括上皮、心、肝、脾、肺、肾、肾上腺等，培养了大量脊髓灰质炎病毒，而且从显微镜下观察到这种病毒对组织细胞造成的破坏。他们又用猴子做了实验，将培养出来的脊髓灰质炎病毒培养液注射到猴子体内，猴子果然表现出得了脊髓灰质炎的症状。最有说服力的证据是，猴子病好以后，落下了下肢瘫痪的典型症状。

恩德斯找到的方法说明，不需要在活的猴子、猿等高等动物的神经

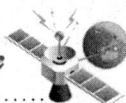

组织中去培养这种病毒，而只要利用人胚组织就可以得到大量培养出来的脊髓灰质炎病毒。这样，就有了研究抗脊髓灰质炎病毒的疫苗的基础。

医学上研制脊髓灰质炎疫苗的方法有两种。一种是用化学方法将活的脊髓灰质炎病毒杀死，然后将死病毒用注射的方法接种到健康的婴幼儿体内，这样婴幼儿体内就会产生对脊髓灰质炎病毒的抗体，有了免疫力。这个方法是美国国家小儿麻痹症基金会邀请匹兹堡的索尔克博士主持，于1953年研究成功的。不过实践证明，这个方法还不是百分之百的安全。这是由于个别厂商在生产这种疫苗时，对培养物处理不当，以致有一些没有被杀死的病毒混入到疫苗内，反而造成部分被接种的婴幼儿感染了脊髓灰质炎病毒，甚至有死亡病例。幸好在查出原因后，消除了隐患，获得了比较安全的免疫效果。

还有一种可对病毒产生免疫力的方法，就是利用当时新发明的组织培养技术，使病毒在连续传代的培育过程中，不断减少它的毒性，最后成为无毒性的病毒。用这种经过减毒处理的脊髓灰质炎病毒，制成可以口服的疫苗，同样可以使服用的婴幼儿获得免疫力，得到预防小儿麻痹症的效果。这个方法是1957年由美国微生物学家萨宾发明的。由于使用这种疫苗更加安全，而且口服的方法，对婴幼儿来说，比用注射的方法更容易推广一些，所以这种疫苗在中国、苏联、墨西哥、捷克斯洛伐克和马来西亚等国家被广泛接受和推广。

有记载说，萨宾研制出这种疫苗后，在投入临床使用以前，除了对动物进行过实验以外，还在自己身上和一些志愿者身上进行了实验，证明了它的确安全有效后才加以推广。为了纪念萨宾的伟大功绩，所以这种口服的脊髓灰质炎疫苗，人们又叫它"萨宾疫苗"。

在我国，这种预防小儿麻痹症的疫苗被制成糖丸，每年到小儿麻痹症容易感染、发病的季节，就要在幼儿园和社会上广泛宣传，给婴幼儿服用。有时国家领导人还要到现场去给幼儿喂糖丸，其目的都是为了保证孩子们能得以健康地成长。

现在再回过头来说说于1948年开始研究脊髓灰质炎病毒的医学家

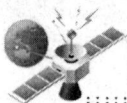

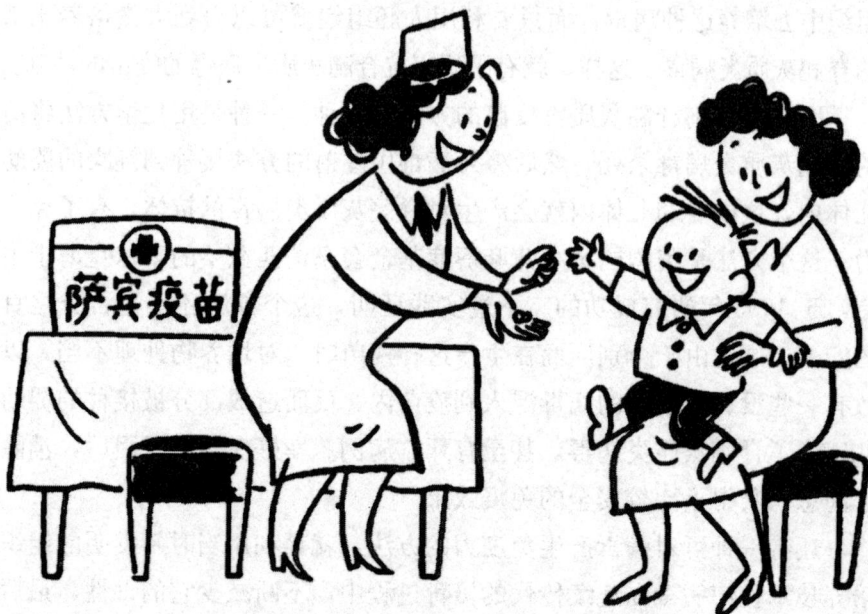

萨宾疫苗可以直接吸收，对婴幼儿就更方便了

恩德斯和一起合作的韦勒、罗宾斯，由于他们发明了不必在活的神经组织中培养这种病毒的方法，不仅在病毒学的研究上作出了贡献，而且在此基础上，促进了免疫疫苗的诞生和运用，使人类得以从小儿麻痹症的威胁中被解救出来。因此，恩德斯、韦勒、罗宾斯三人同获 1954 年诺贝尔生理学和医学奖。

91 有抗癌症的疫苗吗

自从医学界发明了用种牛痘的方法预防天花病以后，人类已经陆续

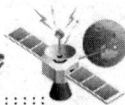

发明了好多种防病抗病的疫苗，如狂犬病疫苗、抗结核菌的卡介苗、抗小儿麻痹症的萨宾疫苗等等，于是人们很自然地产生了一个愿望：对于当前世界上最难治愈的恶性肿瘤——癌症，是不是也能发明出一种预防它的疫苗呢？

医学界正在竭力研究攻克这一难关。

我们已经知道，研制出抗某种疾病的疫苗，一般是找出这种病的病原——细菌或病毒，经过一代又一代的培育，使细菌或病毒的毒性减退到于人体无害以后，将它制成疫苗，用注射或口服的方法送到健康的人体中去，目的是使人体中的免疫细胞产生警惕，群起而歼灭之，同时也提高了人体免疫系统对付这种细菌或病毒的抵抗力，获得抗病的效果。

所以，医学界基本上也是循着这个思想培育抗癌症的疫苗。一群在南安普敦附近的特诺乌斯学院的科学家，进行这一研究已经 10 年了。他们把癌细胞的遗传物质和一种已经对人类健康无害的毒素成分结合在一起，创造出一种"人工设计的抗癌疫苗"，他们的目的是希望这种有癌细胞遗传物质的、实际上已无毒的毒素进入人体后，能使人体内的免疫系统提高对癌细胞的识别力和消灭癌细胞的战斗力，从而有力量杀死进入人体的癌细胞。

不久前，英国一位 42 岁的淋巴癌患者，第一个接受了这种疫苗，科学家正在密切观察这位癌症患者是否能获得战胜癌细胞的抵抗力。

这种癌症疫苗的研制与以往对疫苗的研制有什么不同吗？试验小组的科学家特里·汉布林教授说："我们是用癌细胞的遗传物质培育疫苗的，它是携带了 DNA 的疫苗。当然，这是癌症治疗领域的世界首创，如果它切实可行，它将是癌症治疗方法的重大突破。"

今后科学家们还将进行抗乳腺癌、结肠癌、卵巢癌和前列腺癌等疫苗的试验。它吸引了不少癌症患者前来求医，我们期待这一福音早日传来。

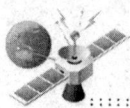

92 看门人与显微镜

显微镜之父、荷兰科学家列文虎克，1632年出生于荷兰的德夫克。很小的时候他就失去了父亲。在16岁那年，为了负担家庭生活，他来到阿姆斯特丹一家杂货铺里当学徒。

列文虎克喜好读书，艰苦的学徒生活并没有使他放弃自己的爱好。晚上，店铺打烊后，列文虎克就着摇曳黯淡的烛光，看起书来。他看书的面很广，有自然科学的，也有社会科学的；有描述浩瀚星空的天文学，也有专谈动植物的生物学，还有有关数理化方面的书籍。他像海绵吸水般地汲取知识。

列文虎克是一个好奇的青年，杂货铺隔壁有一家眼镜工场和一家金铺，他在闲暇的时候，经常去看工匠们如何磨制玻璃镜片和打制金银具。通过观察他知道，精细的镜片需要复杂的磨制工艺；他还发现，透过磨制好的镜片看过去，微细的物体放大了，这点发现为他日后研制新型显微镜打下了基础。

艰难困苦的生活，使列文虎克只好中止自己的爱好。6年的学徒生涯结束后，为了生活，列文虎克到处奔波。当他成为市政厅的看门人时，已是一个花甲老人。

终于，看门的工作使列文虎克有了固定的住所和闲暇。他开始搜集碎玻璃片，饶有兴致地磨制玻璃，几乎每个夜晚，他都在从事这种枯燥乏味的工作。那一阵阵令人心烦的沙沙声，在他听来却如同一曲曲音乐，他的两只苍老的手上结满了一层层血痂。

不知过了多少日子，也不知经历了多少失败，他终于磨好了两块光

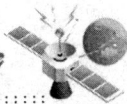

洁的镜片。他把两块镜片隔开一段距离，固定在一个金属架上。在镜片中间他又装上了一根螺旋杆，用以调节镜片间的距离。透过镜片看过去，微小的物体被放大了300倍。这就是列文虎克发明的、世界上第一次出现的、也可以认为是精巧的传世之作显微镜。

显微镜向列文虎克打开了微观世界的大门，列文虎克利用这架自己设计制作的显微镜，在镜下看到了许多肉眼从未见到过的微小的东西。有一次，他将一点牙垢放在显微镜下，透过镜片看去，简直使他吓了一跳，只见无数"小生物"在镜片下扭动着。他在一篇记录中写道："在一个人的口腔牙垢里生活的动物，比整个王国的居民还多。"接着，他又取来人畜粪便、积水、青蛙的血滴等，一一放在显微镜下进行观察。他还把所观察到的这些"小生物"画了下来，也都一一做了记录。

列文虎克所搜集到的标本越来越多，记录的资料也越来越丰富。他把这些"小生物"的图形及文字记录不断寄到世界上权威的学术机构——英国皇家学会。后来，在别人的帮助下，他把自己所有的发现和发明写成了一本著作，书名就叫做《列文虎克发现的自然界的秘密》。

列文虎克的发现和发明轰动了全世界，显微镜为人类打开了微观世界的大门，使人们看到了一个肉眼无法看到的崭新世界。著名的生物学家达尔文应用显微镜观察到许多海洋里和陆地上的微小生物，写出了巨著《物种起源》；英国科学家布朗在显微镜下观察到了细胞核，一门新兴的学科——细胞学因此而诞生了；在医院里，显微镜更成了医生们的得力助手……从此，越来越多的科学家开始探索显微镜下的秘密。

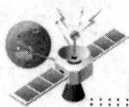

93 "提灯女郎"南丁格尔

1853 年，英、法和沙俄之间为了争夺土地和财物，爆发了一场战争。战争中，一大批无辜的战士伤的伤、死的死。英国政府委派南丁格尔率领护理队，去前线参加抢救和护理伤员的工作。

费罗伦丝·南丁格尔 1820 年出生于意大利的英裔贵族家庭。她能熟练地运用五国语言，擅长多种专业，但她更喜欢做"救死扶伤"的工作。当她在英国的大学毕业后，就参加了护理工作。

当时，随着医学科学的发展，近代医院在欧美许多国家陆续建立。医生和护士逐渐开始分工，护理已开始成为一门独立的专业。

接到任务的南丁格尔带领 38 名军人家属和修女来到了前线。她看到简陋的伤员包扎所脏乱不堪，一些伤员发生了继发感染，每天还有许多伤员因得不到有效的护理和治疗而死去。

南丁格尔首先做起了清洁工作。39 个人太少了，她又动员了一些轻伤员，先把环境卫生搞好，又为伤病员洗澡理发。顿时，包扎所里干干净净，伤病员的精神面貌变了，情绪也好了，更愿意配合医生进行治疗。她又将伤病员分了类，对一些危急病人加强了护理。她还与军需部门联系，要求改善伤病员的伙食，很快她的请求得到批准，伤病员的营养增加了，伤势也得到了控制。

在战火纷飞的前线，南丁格尔几乎每天都连续工作 20 小时。夜深了，她还常常独自一人提着灯，在包扎所巡视，大家都亲昵地称赞她为"提灯女郎"。

战争结束后，南丁格尔受到英国政府的嘉奖。但南丁格尔并不快

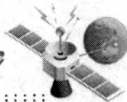

乐，她深感护理人员的缺乏和护理技术的落后，以至于使许多本来应该治好的小伙子在包扎所里死去。1860年，她用政府奖给她的资金建立了第一所正式的护士学校。她亲自写了许多护理专著，培养了很多有较高素质的护士，为开创护理事业立下了不朽功勋。为此，英国政府又授予她特功勋章，她是获得这项崇高荣誉的第一位妇女。从此，南丁格尔的名字传遍了整个欧洲。

1910年，南丁格尔不幸逝世。为了纪念这位为护理事业作出了卓越贡献的白衣战士，1963年，国际护士会把南丁格尔的生日——5月12日定为国际护士节。

94　国际红十字会的由来

19世纪中叶，意大利正处于四分五裂的局面，奥地利统治了它北面的一大块土地。为了收复国土，意大利与法国联盟，于1859年6月24日在意大利北部的索弗利诺小镇附近与奥地利军队展开了激战。战斗持续了15个小时，双方伤亡人数超过4万。

战场上，尸横遍野，血流成河。成千上万的伤员在呻吟着，得不到救护。31岁的瑞士商人亨利·杜南偶然经过这个小镇，他被眼前惨不忍睹的景象所震惊。

杜南生于日内瓦一个殷实人家，他从小就对穷人、伤残人寄予同情。在他20岁时，他就开始每星期天下午去监狱看望犯人，给他们读历史、游记和科学方面的书籍。

现在，听到伤员们的呼救声，他二话没说，马上跟教堂的教士们商量，组织了一支急救队，对伤员们进行救护。

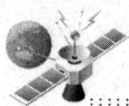

回到瑞士后，他撰写了一本名叫《索弗利诺战争回忆录》的书，书中描述了战场上伤员们不可名状的痛苦，在书中他还提出了应"准许医护人员进入战地救治伤员"的主张。他呼吁制定一项国际性的法律，以人道主义的态度对待受伤的战俘；在各国成立一个志愿救护者协会，召集一批训练有素的医护人士，他们可以自由进入战地救助伤病员。

杜南的主张得到了瑞士国防总司令杜福将军、摩尼爱律师及他的另外一些朋友的赞同，并决定成立一个委员会，由杜南担任这个委员会的秘书。

杜南的《索弗利诺战争回忆录》一书被译成多国文字，在欧洲各国流传。杜南还亲自到十几个国家演讲，一些国家的知名人士、王公和元首都表示支持杜南的主张。

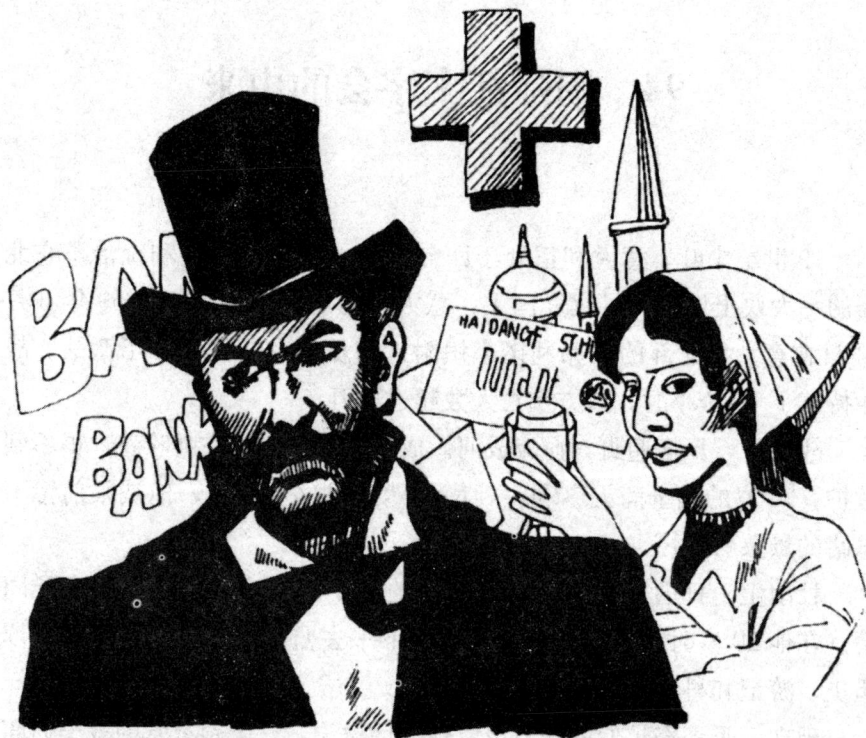

国际红十字会决定以瑞士国旗的红十字图案为红十字会的标志

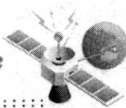

　　1863年10月26—29日，由瑞士发起，在日内瓦召开了有英国、法国、德国、瑞士等14个国家18位代表参加的国际会议，美国也派观察员参加。会议讨论通过了《给战场上伤病员以人道主义》的决议，并决定成立国际红十字会，提倡"以人道主义对待伤病员的主张"。为了表彰东道国瑞士为大会作出的贡献，同时表示对杜南的敬重，代表们一致同意以瑞士国旗的图案作为国际红十字会的标志。瑞士国旗图案为红底白十字，国际红十字会的标志为白底红十字。后来，世界上一些国家也相应成立了红十字会。从此，红十字不仅成了组织的标志，也成了医疗卫生事业的标记。

　　1901年，杜南由于树起了国际红十字会的旗帜，把自己的一切都献给了救护事业，因而第一次颁发的诺贝尔和平奖由杜南获得。杜南将所得的奖金全部捐给瑞士和挪威的慈善机构。

　　1910年10月，这位红十字会的创始人与世长辞。

　　1948年，国际红十字会与红新月协会第20次理事会宣布，为纪念红十字事业的创始人亨利·杜南，决定将其诞辰日——5月8日定为世界红十字日。这一天，各国的红十字会或红新月协会都举行各种活动，如街头宣传、募捐、慰问孤寡老人和伤残病人、提供义务医疗咨询和诊断治疗等。

95　牙痛也是一种病

　　牙痛，可说是儿童中的一种常见病。以前也把它称做虫牙，因为检查疼痛的牙齿时，会发现它有一个黑色的洞，以为是被虫蛀的。其实这是一种误会，牙齿疼痛、有洞，大夫把它称为龋齿。龋齿里的洞不是被

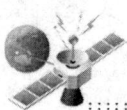

牙虫蛀空的，而是被微生物变链球菌和一些能产生酸的细菌附着牙齿表面，引起牙齿硬组织的物质软化，时间一长就形成了龋洞。

龋齿的产生，原因主要是嘴中的细菌、吃含糖的食物太多和易受细菌感染的牙面这三个因素造成的。所以，最好的防治龋齿的方法是：少吃糖，勤刷牙，保持口腔清洁，这样就可以省去请牙科大夫看病的麻烦了。

如果发现有了龋齿，牙科大夫当然得设法将牙齿里的孔洞补上。在补牙以前，需要先杀死牙髓中的神经细胞，这样牙齿才不再会感到疼痛。

据记载，中国是掌握修补龋齿技术最早的国家，一般采用中药附子、乳香、雄黄末等制成药丸，填塞在龋齿的孔洞里。用这种中药，一方面可以填龋齿的孔洞，另一方面还有止痛的作用。

到了六—七世纪时，我国的牙医又发明了用汞合金填补法。这种汞合金是一种含汞（水银）白锡，还有其他少量的金属合成的粉末，然后用水银调和成有可塑性的软体，塞入龋齿的孔洞里。这样补出来的牙齿又坚固，又美观，还不易脱落。当时，中国唐代称这种补牙的材料为"银膏"，这是世界上用汞合金补牙的最早记载。

这种汞合金的补牙材料直到现在还在使用，应该有 2000 多年的历史了。在西方，用汞剂补牙是到了 19 世纪初才由英国医生贝尔和法国医生塔福首先应用的。

牙科大夫们使用的器械，则是西方于 19 世纪时发明的。那时开始出现了拔牙钳——我们应该记得，最早注意到麻醉剂的作用就是一位牙科大夫，他正在努力寻找一种拔牙时不至于感到疼痛的麻药。

接着又发明了其他的牙科器械。1838 年发明了手柄式牙钻，这种牙钻到 1870—1876 年间被脚踏传动的牙钻代替了。1891 年牙钻又改为电动的了。

牙科治疗室中专门为牙科病人使用的带头垫的扶手椅，则是在 1848 年首次出现的。两年以后，1850 年，这种扶手椅就可以借助液压

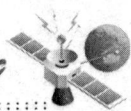

千斤顶把座位升高，使病人坐在最适合大夫治疗用的高度位置。再后来，这种坐椅又可以利用液压泵使扶手椅做各种角度的倾斜。

到1886年，惠特科姆对牙科用的痰盂也做了改进，使水流能不断地流入痰盂，将病人不断吐进痰盂的脏物冲走。这样就使痰盂显得干净卫生多了，不至于使人感到恶心。

总之，牙科器械在整个19世纪不断得到改进，改进的成果是今天任何一位到口腔科看牙的病人都可以体会得到的。只是关于改进牙科医疗器械的发明人和科学家的事迹，不像发明药物那样在医史中容易被注意到。

牙齿出现各种毛病，都是由于出现了龋齿造成的。现在可以使人感到欣慰的是，牙科大夫既然已经认识到龋齿也是由于细菌的感染造成的，那么就会像其他由细菌感染的种种疾病已经出现了可以预防感染的疫苗那样，不久的将来，牙科大夫们也可以发明一种抗龋齿的疫苗，使牙齿刚刚萌生出来就能受到疫苗的保护，不再被细菌侵蚀。而且，动物实验已经证明，免疫过的动物与对照组相比，龋齿病的发病率较低，因此，免疫性的防龋齿方法虽然难度似乎要大一些，但应该仍是有希望的。

96　从洁齿走向防病的牙膏

随着牙刷的发明，用以除去牙垢的牙粉、牙膏应运而生。

据说，最早的牙膏——牙粉是由古罗马人制成的。当时，在古罗马一些上流人士的集会上，有些人一开口就有口臭。为了解决这个问题，一些人做了努力。古罗马自然科学家、作家普林尼，在公元40年左右

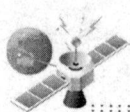

完成了这项工作。他将贝壳、浮石（碳酸钙）等磨成粉，然后用刷子蘸来刷牙。这种牙粉很受当时的贵族欢迎，他们争相使用，效果较好。而用牙粉最多的，是那些宫廷贵族妇人，这使她们在出入社交场合时显得更体面更雍容华贵。

后来，普林尼又对这种牙粉做了改进，他将牙粉与蜂蜜和适量的水混合，制成糊状的牙膏。牙膏去牙垢的效力明显增强，口感也好多了。

到 19 世纪，医学科学证明，刷牙是保护牙齿和保持口腔卫生的重要措施。医学科学家们开始致力于牙膏的研究。他们对牙膏的味道和气味两方面不断做改进，设计了许多配方，做出了各种受用户欢迎的牙膏。同时他们还对牙膏的包装进行了创新。美国康涅狄格州牙科医生华盛顿·谢菲尔德，从颜料的挤出式管的式样得到启发，在 1892 年设计出了世界上最早的挤出式牙膏管。当他将这种包装的牙膏投入市场后，市民踊跃争购，牙膏被抢购一空。于是，华盛顿·谢菲尔德成立了谢菲尔德牙膏管有限公司，专门生产这种由他享有专利的牙膏管，使牙膏商品化，他自己也因此发了大财。

到 20 世纪 50 年代，牙膏开始被要求具有洁齿和治疗两方面的功效，于是药物牙膏开始出现。

含氟牙膏是当时主要的药物牙膏。因为口腔医生发现，口腔病人中最常见的牙病是龋齿，它是由口腔中的嗜乳酸菌、耐酸链球菌等对牙质起酸腐蚀作用而引起的。而含氟牙膏能使牙齿具有不易被腐蚀的作用，同时，它还能消灭细菌体内一些能使糖类化合物分解的酶。含氟牙膏可以通过这两个方面的作用保护牙齿。

20 世纪 70 年代以后，另外一种新型牙膏——含酶牙膏诞生了。酶是生物催化剂，它具有快速分解物质的能力。此外，蛋白质酶能快速分解蛋白质，糖化酶能快速分解糖。含酶牙膏使用后，既能除去牙垢，又可以断绝细菌的"食物"来源，达到清洁牙齿、维护牙齿健康的目的，效果显著。

人们并不满足，他们仍在不断地探索。目前，国外已研制出一种

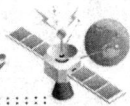

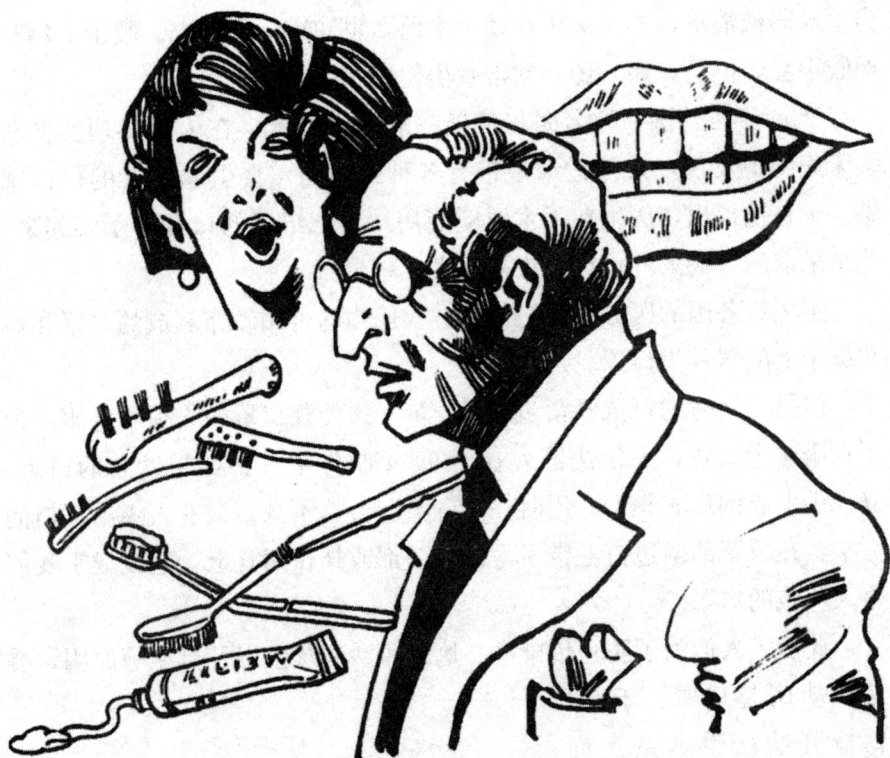

现代保护牙齿的牙具真不少

"洗必泰牙膏"，它能抑杀几十种口腔里的病毒。这样，它不仅能健齿，还能防止病毒入侵，维护人体健康。

97　口罩与马可·波罗

19世纪中叶，无菌术诞生了。在英国，医生已经知道用石炭酸来

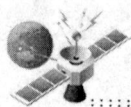

为手术器械消毒，外科医生在动手术前，也知道穿手术衣、戴手术帽和橡胶手套，但是，病人还是常常发生伤口感染。

1895年，德国一位名叫赖德斯的病理学专家，在大量病理实验和临床病例中发现，人的唾沫中带有各种致病菌，会引起病人的伤口感染。于是他提出，医生在手术时应当用纱布把自己的口和鼻子蒙起来。此举采取后，病人的伤口感染果然大大减少。

不久，各国的医务界纷纷仿效。人们称这种用纱布制成的、罩在口和鼻子上的罩具为口罩。

但是，当时的口罩紧紧包在口、鼻上，使戴口罩的人很不舒服。为了克服这个缺点，一位法国人在1899年制作了一种四层纱布的口罩，缝在手术衣的后衣领上，用时往前翻下即可。不久，又有人想出了新的方法，在口罩的两边钉上带子，系在头部或挂在两耳上，这就成了我们今天所戴的口罩。

此后，人们为了防止传染病、遮蔽风沙和灰尘以及御寒等原因，普遍地使用起口罩。于是，口罩开始从手术室走向民间。

据记载，我国人民最早也发明过口罩，这有史籍为证。那是在1275年，元朝忽必烈时代。著名的意大利旅行家马可·波罗听说东方有一个大国，叫蒙古，是一个了不起的国家，他就立誓早晚要去看看。经过一段时间准备后，他启程了。从亚得里亚海入地中海，穿过博斯

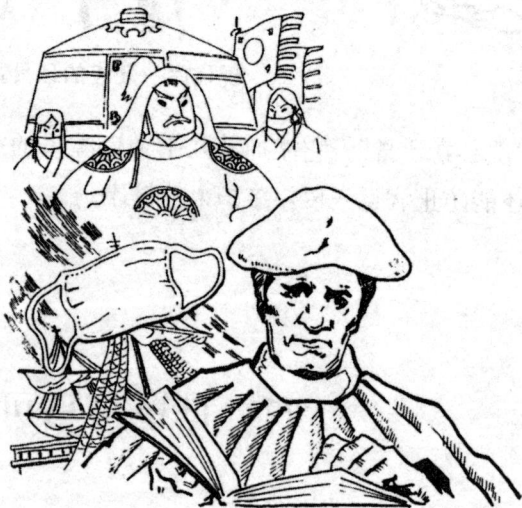

马可·波罗记载过元朝的宫廷里伺候皇帝的人应戴口罩

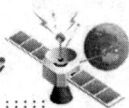

普鲁斯海峡，进入黑海，然后登陆走旱路，穿过中亚细亚到敦煌，然后经过河西走廊来到中原。蒙古大汗忽必烈喜好结交八方人士，听说马可·波罗带着教皇的信来求见，非常高兴，立即接见了他，并让他到各地巡行。马可·波罗饱览了一番东方的山河景色后，在《马可·波罗游记》中写道：那些伺候皇帝饮食的人，口与鼻子一律都要蒙上蚕丝与黄金丝织成的巾，使他们所发出的气息不致传到皇帝的食物上去。

这种"蚕丝与黄金丝织成的巾"，就是最早的口罩，也可以认为它就是最早的口罩的雏形。如此看来，我国使用口罩至少已有 700 多年的历史了，比欧洲要早上 600 多年。

98　牙刷今昔谈

1770 年，英国监狱里有一个犯人，叫威廉·阿迪斯。他是个刑事犯，据说是偷了别人的东西。不过他很爱动脑子。有一天早上，他起床后，和平时一样，去水井边打好水，洗了脸，然后像其他人一样，用块布擦了擦牙齿，接着便返回牢房去吃早饭。他一边吃早饭一边却在想，这种擦牙方法卫生吗？能擦干净牙齿吗？

一整天他都在想这个问题。第二天，他想出了一个主意。中午吃饭时，他留下了一块骨头。午后，牢房里静悄悄的，阿迪斯开始工作了。他在骨头上面钻了几个小孔。又过了一天，他向看守要了一些硬猪鬃。他把这些猪鬃切成一簇簇的，又将它们一头涂上胶水，嵌入骨头上的小孔中，制成了一把刷子。他用这把刷子来刷牙，果然取得了一种新的效果。

这就是现代牙刷的雏形和来历。

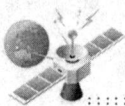

不过，早在 1000 多年前，我国唐朝医学家王焘所著的《外台秘要》中就有使用牙刷的记载。汉朝时，人们"每朝用杨柳枝打扁成刷状，蘸取洁齿的药粉，可使牙齿香而洁"。这杨柳枝就是类似牙刷的一种洁齿牙具。

1954 年，考古学家在辽宁省赤峰县发现辽国驸马卫国王的墓穴里有一支一指多长的像牙刷骨柄的实物，其头部有两排共 8 个植毛孔，与现代牙刷极为相似。

在印度也有关于牙刷的传说。据说公元前 6 世纪，佛教始祖释迦牟尼向其弟子讲道时，发现他们一开口总是有点口臭，于是就给他们另外补上一堂卫生课。他说："汝等用树枝擦牙，可除口臭、增加味觉……"以树枝擦牙，这和中国最早的牙刷雏形几乎一样。虽然这是一则传说，但也并不完全是凭空臆造的，在一定程度上反映了当时印度人民的民俗习惯。

现代牙刷自发明起 200 多年来，变化并不大。20 世纪初，用塑料做牙刷柄，代替了早先的骨柄。1930 年，人们开始采用尼龙丝代替猪鬃。近年来，又出现了一种不用牙膏的牙刷，这种牙刷在柄上装有一支塑管，内里装有具有牙膏作用的液体，用时只要轻轻一捏，液体便会流出。

最近，国外研制了一种最新式的半导体牙刷，它以唾液为媒介，在牙齿和半导体间产生电子空间，从而发生氧化反应和还原反应，使牙垢分解，并中和口腔中腐蚀牙齿的乳酸，达到洁齿爽口的目的。

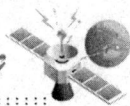

99　污染食品的二噁英

1999 年 3 月，在比利时的饲养业中出现了一种怪现象：养鸡场里的鸡不生蛋，肉鸡的生长异常。这是怎么回事呢？比利时农业部立即派人进行调查。到 4 月下旬，调查报告出来了，原来养鸡场采购的某家大型饲料公司生产的饲料中，含有一种叫做"二噁英"的物质——一种强烈的致癌物质，而且这种物质在饲料中的含量很高，以至于造成了鸡的生长异常。问题还不仅仅局限于鸡的生长异常，人们在调查中进一步发现，还有不少养猪场和养牛场也使用了这种含二噁英的饲料。由于二噁英是一种强烈的致癌物质，为了保证人民的健康，法国政府决定把 1999 年 1 月 15 日至 6 月 1 日这段时间里生产的有关禽畜和用它们制成的加工制品（例如奶粉等）统统销毁。

比利时对二噁英污染饲料的情况一经揭露，在欧洲的荷兰、法国、德国引起连锁反应，这些国家里也发现了类似的情况。于是这起二噁英污染饲料的事件在全世界引起轩然大波，这些国家也紧跟着纷纷采取措施，以求减少这一风波给本国带来的巨大冲击。

二噁英污染饲料的事件虽然发生在欧洲，却也同样波及我国。我国卫生部立即发出紧急通知，要求食品销售单位开展对上述四国生产的禽畜类食品和乳制品进行检查和封存。这是欧洲发生的一起对人类健康造成严重威胁的恶性事件。

二噁英既然造成这么大的风波，自然引起了人们的注意。二噁英是一种什么物质，它是怎样产生的，对人类和禽畜类的健康究竟会带来哪些影响？

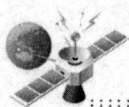

其实，地球上早已存在二噁英，它来源于人类的生产活动，如农药生产、氯气脱色、纸浆漂白、垃圾焚烧，还有在生产木材的防腐剂六氯酚和五氯酚的过程中，都有可能产生二噁英。它是一种多芳烃类化合物，纯品为无色针状结晶，脂溶性，是一种剧毒物质，可以通过皮肤、黏膜、呼吸道、消化道进入体内。它能致癌、致畸，影响生殖功能，有降低人体免疫力、影响激素分泌和损害肝、肾等组织器官的毒性作用。

既然这样，为什么之前没有引起人们的注意呢？原来，平时二噁英在地球上的含量较低，以致它的毒性不易引起重视，而一旦达到一定的浓度，就会显现出它的危害作用。例如日本曾经发生的米糠油事件，还有我国台湾曾经发生过的食油病事件，都是由于采用多氯联苯作为无火焰加热的介质，在加热的过程中产生了二噁英；又因管道渗漏，使二噁英进入了食用油，于是造成大规模食物中毒。在美国，也曾因为局部污染多次出现动物中毒事故。所以，在一些发达国家，人们对于可能由于二噁英导致的食物污染是严密监测的。

由于食品的污染对人类健康造成的危害已经日益引起人们的重视，二噁英可以说是使人们对食品污染源又增加一个新的认识。需要特别指出的是，二噁英这种有毒的物质是脂溶性的，最容易存在于动物的脂肪、鱼类和乳制品中，也就是说，这类食品很容易被二噁英污染，特别是乳制品，我们应多加注意。

值得指出的是，我国禽畜养殖的饲料中，并没有使用像西方那样可能含二噁英的饲料。特别是我国北方的奶牛饲料，是来自天然的大草原，那儿是清洁的环境，来自那儿的乳制品，是安全可靠的，可以放心食用。